深夜薬局

歌舞伎町26時、いつもの薬剤師がここにいます

福田智弘

深夜薬局

歌舞伎町26時、いつもの薬剤師がここにいます

福田智弘

どこかの空で、機は戦っていた。

夜間飛行は病気のように続いていた。

看護をしてやらなければならなかった。

サン＝テグジュペリ『夜間飛行』

第2章 深夜薬局をめぐる10の物語《ストーリー》

第3章 「夜の女神」が歌舞伎町になじむまで

第4章 深夜薬局を語るためのキーワード

序章《プロローグ》

いつもと同じように
夕闇が
都会の空を染め上げる

1日の生業を終えて
　家路を急ぐひとがいる
ひとときの快楽を求めて
　街をさまようひともいる
夕闇が 街を覆ったころに
　仕事をはじめるひともいる

そんな大都会の片隅に
夜にだけ店を開ける「薬局」がある

ホストが、泡姫が、

仕事帰りのサラリーマンが
その店を訪れる

ある人は快活な笑顔で
ある人は無表情なままで……

その店には 薬剤師がひとりだけいて
いつも同じように迎えてくれる

「深夜薬局」

とくべつ 夜の街とかかわりがなくても
足を運ぶひとがいる

とくに体調が悪いわけでもないのに

とくに用があるわけでもないのに
ふと 店をのぞいては足をふみ入れるひとがいる
なぜ、 ひとびとは この薬局に向かうのだろう

新宿・歌舞伎町26時
今日も たったひとりの薬剤師は
いつものように その場所に立っている

第1章

不夜城に実在する「深夜薬局」

新宿・歌舞伎町に
夜間だけやっている
薬局があるという。
いったい、
どんな薬局なのだろうか?

眠らない街の、眠らない薬局

ＪＲ新宿駅東口。駅の階段を上がり、北の方角へと歩く。「歌舞伎町一番街」と書かれた巨大な赤ネオンをくぐると、急に、ぱあっと明るい街並みが広がる。

通りの左右には、居酒屋やキャバクラ、カラオケ店などが立ち並ぶ。観光客らしき外国人ファミリー。これから飲む店を探すカップル。仕事帰りのサラリーマン……。

２０１９年、師走の街並は、ひとであふれていた。とてつもなくさわがしい。

そのまま歩を進め、新宿コマ劇場跡地にそびえ立つ新宿東宝ビルを越える。歌舞伎町１丁目と２丁目を南北に分ける花道通りを渡ると、雰囲気はスッと変わる。ラブホテルのネオンが光り、ホストやキャッチに声をかけられ、３メートルと静かに歩けない。にぎやかな観光地から、よりディープな「夜の街」が近づいてくる。

本書の舞台はこちら側――花道通りの北側、「夜の街」にある。そして、主人公は、いつものようにそこに立っている。

ガラス張りの店先。

上階に入っている風俗店のこうこうと輝く看板が目に入る。2階はホストクラブで、3階はキャバクラだ。視線をおろし、となりの建物を見ると「ニューハーフクラブ」と看板が出ている。まわりを「夜の仕事」に囲まれている。

夜8時ちょうど。ガラス張りの店内の電気がパッとついた。

引き締まった身体の短髪の男性の姿。視線を右に動かすと、いくつかの小さな箱が置かれた棚、そして小ぶりなドリンクが並ぶ冷蔵ケースが見える。

5人も入ったらいっぱいになりそうな、こぢんまりとした店内。殺風景にも思える内装だが、商品につけられたPOPや壁に貼られた新聞の切り抜きなどから、なんとなく店主の気さくさを感じる。

パリっとした白衣が見えた。

「ニュクス薬局」とやさしいフォントで書かれた看板。

そう、ここは「薬局」なのだ。

「ニュクス」とは、ギリシャ神話に出てくる「夜の女神」の名前だ。その名のとおり、ニュクス薬局最大の特徴は、営業時間にある。

夜8時から翌朝9時まで。

ふつうの薬局が店じまいをはじめるころ開店準備に入り、朝日がのぼりきり、多くのひとが活動をはじめるころに閉店作業をおこなう。世間とはほぼ正反対の時間帯に営業している。混みはじめるのは26時ごろから。風営法の関係でお店の多くが24時に閉まる。その後、片付けやミーティングをして、ホストやキャバ嬢などが店を出る時間帯だという。

「深夜食堂」ならぬ「深夜薬局」だ。

この深夜薬局を切り盛りするのが、中沢宏昭さん。ここの薬剤師であり、店主であり、経営者であり、ただひとりのはたらき手である。明らかに「ふつうの薬局」とは違う。いったいどんなところなのだろうか。

「歌舞伎町の保健室、なんて呼ばれてますね」

だれもが知り、だれも知らない街・歌舞伎町

「歌舞伎町」は、東京都新宿区に位置する日本屈指の繁華街だ。

また、歌舞伎町は、象徴的な赤ネオンの映像とともに、なにかと物騒なニュースが取り上げられがちな街でもある。メディアには「暴力団の抗争」といった見出しが躍るし、「麻薬」とか、「逮捕」といった言葉が飛び交う「ヤバイ街」という印象も強い。

日本を代表する「夜の街」なのである。

ニュクス薬局は、この新宿歌舞伎町＝「日本一の歓楽街」のど真ん中、夜の街らしいお店が周囲を囲むビルの、1階にある。斜め向かいに目を向けると「ラーメン二郎」が列をつくっている。

あたりをぐるりと見回すと、そこここでラブホテルの看板が自分の存在を主張していた。「休憩６０００円〜、宿泊８０００円〜」と。

食欲から性欲、金銭欲、そしてストレス発散衝動まですべてがぎゅっと押し込められた街……その一角にニュクス薬局は、ある。

けれども、シンプルで地味な白い外観は、どこからみても薬局のそれで、周囲とのギャップが大きい。店に灯る照明の温度が、ここだけ少し違っているように思えた。

きらびやかな都会の夜を照らす、灯台のようにも見える。

その灯台の明かりに導かれるように、夜間にもかかわらず、たくさんのお客さんがひっきりなしに訪れる。

さまざまなひとが、いろいろな目的でやって来る。

病院の近くや商店街に並ぶふつうの調剤薬局とは客層がかなり違うし、化粧品や洗剤といった日用品を求め、幅ひろい年代の女性が集まるドラッグストアとも、明らかに違う。

やはり多いのは「夜の仕事」に携わるひとだ。ホスト、バーテンダー、キャバクラ嬢、ガールズバーの店員、性風俗店従事者……お客さんの7～8割、常連客のほとんどが、こうした仕事に就いているひとたちだ。滋養強壮剤、キョーレオピンを出勤前に飲みに立ち寄る常連客までいる。

ただ、ちょっと意外なことを店主の中沢さんが告げた。

「彼らが歌舞伎町ではたらいているかどうかは、わかりません」

六本木や渋谷といったほかの街からも、「夜の仕事に携わるひと」が集まってくるらしい。

ほかの街で夜の仕事をしているひとは、勤務が終わったあと歌舞伎町にやって来て遊ぶ。けれど歌舞伎町ではたらいているひとは、「外」に出ない。仕事後もそのままこの街に留まって遊ぶことが多いようだ。

つまり、歌舞伎町には、歌舞伎町だけでなく、他の「夜の街」ではたらいているひとびとまで集まってくる、というわけだ。そして、それらのひとびとの多くが灯台の明かりに導かれるように訪れる場所。それが「夜の女神《ニュクス》」という名の薬局、である。

ただ話をしにくるだけのお客さんたち

……とはいえ、ニュクス薬局は、「夜の仕事に携わるひと」専門の店というわけではもちろんない。立派な調剤薬局であり、街の薬屋だ。

医者から渡された処方箋を持って残業帰りに立ち寄る多忙なビジネスパーソンもいれば、他の薬局が寝静まった深夜に

「突然、具合が悪くなったんです。なにかいい薬はありませんか」

と顔をゆがませて駆け込んでくるひともいる。

「明日手術を控えているのに、飲むべき薬をもらい損ねてしまった！」

と滑り込んできたひともいた。

水商売の従業員など、ふつうの薬局が開いている時間には活動していないひとはもちろん、昼間は仕事が忙しく病院や薬局などに行く時間がとれないひとや急な体調不良に陥ったひとたちが、助けを求めてドアをくぐる。

「それこそ、いろんな街から来られますよ。起きている時間帯に開いている薬局やドラッグストアがなかったり、開いていても、薬剤師や登録販売者がいなかったりしますから」

「登録販売者」とは「医薬品登録販売者」のことで、２００９年に誕生した新しい資格だ。

ニュクス薬局の開局は２０１４年で、当時はまだこの資格保持者が少なかった。だから、夜間にドラッグストアが開いていても薬は買えないことも多く、ちょっとした市販薬がほしいときでも遠方の街からわざわざニュクス薬局まで買いにくるケースも多々あったのだそう。

ただし、たとえば解熱鎮痛剤の「ロキソニン」や発毛剤の「リアップ」などの第１

類医薬品は、登録販売者には扱えない。中沢さんのように薬剤師の資格を持つ人間がいなければ、売れないことになっている。

ちなみに、ニュクス薬局では膣カンジダの薬「エンペシド」も扱っていて、これも第１類にあたる。歌舞伎町近辺ではここでしか手に入らない。

「とてもよく売れますね」

しかし、それだけではない。

「お客さんというか、ただ話をしにくるだけの女性も、とても多いんですよ」

と中沢さんは強調する。

「久しぶり～」

「彼氏と別れたんだけど」

「仕事に行くの、だるいわ」

といった個人的な話をして帰っていく。

薬を買いにきたついでに話し込むということもあるけれど、処方箋も持たず、市販薬もドリンクも買わず、ただ雑談をして帰っていくなんてこともしばしばある。

「彼氏に捨てられた」

「親とうまくいっていない」

「借金つくっちゃった」

「お客さんの子どもを妊娠しちゃった」

あるときには泣きながら、家族にも言えないような話をそっと漏らしていくこともある。

そして、中沢さんはどんなときでも、それをひたすら「聴く」。


言うまでもないことだが、「薬剤師に話を聴いてもらう」と書かれた処方箋はない。どんなに一生懸命に話を聴いたとしても、利益が上がるわけではない。

そういう意味からすれば、「聴くこと」は薬剤師の仕事ではない。

収入にはならないし、むしろお客さんの回転率は下がる。経営という視点からすれば好ましいことではないだろう。

けれど、中沢さんは言う。

「お客さんの話を聴くことも、薬剤師としてあたりまえのことですから」

体調が悪くて苦しんでいるひとに薬を出すのと同じで、それによって元気になるひとがいるなら、いくらでも話を聴く。恋人への愚痴も、壮絶なカミングアウトも、なんだって「聴く」。

そして、来たときよりも明るい顔になったのを見届けて、再び「夜の街」へと送り出すのだ。

「ひとり」が集まる、上京者の街

大阪のミナミ、福岡の中洲、札幌のすすきの……全国に数多ある歓楽街の頂点とも言えるのが、ここ歌舞伎町だ。ラブホテル、ホストクラブ、キャバクラ、バー、性風俗店といった夜の店がひしめく街。

だからこそ、ついつい歌舞伎町の住人を「ふつうとは違う世界のひと」、ここで起こることを「ふつうとは違う世界の物語」だと片付けてしまいそうになる。

けれど、そうした先入観の薄皮をぴりぴりと剥いでいくと、ごくごく「ふつうのひとたち」の姿が浮かび上がってくる。

まず、「歌舞伎町の住人」と言っても、実際に住民票をここに置いて暮らしているひとは多くない。ほとんどのキャバ嬢や性風俗の女性、ホストなどはここに「通勤」している。「街の外」からやって来ているのだ。

さらに意外なことを中沢さんは告げる。

「ウチに来るお客さんで地元が東京って子、聞いたことがないかもしれません。みんな口を揃えて、『実家は遠い』って言いますね」

歌舞伎町など夜の街ではたらくひとびとのほとんどが、地方から上京してきた「上京組」。

身体ひとつでてっとり早くお金を稼げる。未経験でも、勉強ができなくても、学歴や資格がなくても構わない。うまくいけば大成功！と。

自由と夢を求めて、あるいは地元の窮屈さや居場所のなさから逃れるように上京してきた若者たち。水商売とは、彼らの受け皿でもあるのだ。キャバクラ嬢の大半は地方出身者だと言い切るキャバクラ経営者もいる。
「夜の街」に地方から来たひとびとが集まる。ホストクラブやキャバクラでは「地方出身者歓迎！」と打ち出して募集している店も多く、寮やマンションを借り上げ、共同生活できるようにしている店もあるという。

地方から上京してきたということは、家族や古くからの友人が、そばにいない、ということでもある。こころからうちとけて話すことができる相手が少ない、あるいは、いない、ということ。

陽気に、人生を楽しんでいるひとたちが集まっているように見えて、実は「孤独なひとの集まった街」だとも言える。地元を離れた「ひとり」が全国から集まり、あの独特の、ムンムンとしたエネルギーを発しているのだ。

１９９６年以降、東京都の転入は転出を上回りつづけている。つまり人口が増えている。とくに２０１１年以降、いわゆる「東京一極集中」が加速していることは、ニュースでもよく取り上げられるところだ。

しかし、夢が必ず叶うとは限らない。

地方の片隅で描いていた「夢」と「現実」とのギャップに、思い悩むこともあるだろう。

享楽的な毎日が、永遠につづくわけでもない。

自分の将来について、毎日の生活について、思い悩むときも多いはずだ。

しかし、そんなときに、こころから話せる相手がいない。それが「夜の街」ではたらいているひとたちの現実なのだ。

「通り過ぎる街」で寄り添う薬局

ニュクス薬局を訪れるお客さんの入れ替わりは激しいという。

「長くても2年とか3年、ですかね?」

「ずっと常連」というひとは、ほとんどいないのだ。

自由を求めて故郷から出てきた若者たちは、夜の街ではたらき、楽しみ、そして去る。歌舞伎町は、「通り過ぎる街」でもあるのだ。

ある者は、夢を叶えて去っていく。たとえば、コツコツと貯めたお金で自分の店を開いた、というひともいる。

ある者は、あらたな夢を別のところに追い求める。「夜の街」を卒業し、「昼の世界」ではたらくようになったひともいる。

ある者は、夢破れて去っていく。傷ついたこころを抱えたまま、故郷へ、あるいは別の街へと旅立っていくひとも多い。

夢を叶えたか、叶えられなかったかにかかわらず、ひとりで「夜の街」にやって来て、去っていった多くのひとにとって、人生の中で最も孤独だったのが、この街で過ごした時間、ということになるのかもしれない。

夜の街ではたらいているときは、派手で、楽しそうに見える。しかし、内心はきっと違う。描いていた夢とのギャップに悩み、孤独から不安となり、たくさんのこころの傷を抱えてしまう。

こころに傷を抱えながら、夜の街のひとびとは、ひとり孤独でいる。傷を癒やしてくれる「こころから話せる相手」を求めながら……。

だからだろうか？　多くのひとが「深夜薬局」につどうのは……。

＊＊＊

ニュクス薬局には、今日もなにかしら、「困りごとを抱えたひと」がやって来る。

まず、薬局だから当然、身体の調子がすぐれないひとが駆け込んでくる。

「処方箋の薬、お願いします」

「こういう症状があるんだけど、病院に行ったほうがいいですか？」

「風邪っぽいんですけど、市販薬ください」

「二日酔いしんどいよ、いいドリンクないかな～」

そして、こころの調子がすぐれないひとも、駆け込んでくる。

「なんかちょっとしんどくて」

「困ったことになっちゃった」

「じつはこんなことがあってさあ〜」


けれど中沢さんは、そのふたつを分けて考えることはない。なぜなら、心身のどちらかだけ元気で健康、などはありえないから。

「たとえば風邪をひいて高熱が出たら、きついとか苦しいだけじゃなく、不安になりますよね。それで人恋しくなったりするでしょう？　こころと身体はセットなんです」


歌舞伎町。この不夜城ではたらくひとたちの中には、職業柄メンタルバランスを崩しやすく、不眠やうつ症状を訴えるひとがかなりいる。それは開局前から、中沢さんはある程度予測していた。

「だって性風俗って、若い女の子が好きでもないおじさんの相手をしたりするわけですよね？　たとえ望んではじめたとしても、病んじゃってもおかしくない。キャバクラだってめんどくさい客はいるし、ストレスはかかりますよ。私だって酔っ払い、イヤですもん」

では曇った表情をしてドアをくぐってきたひとに、中沢さんはどう応対するのだろうか。薬剤師ではあるけれど、精神科医でもなければカウンセラーでもない。こころの専門家ではないのだ。

「特別になにをするってわけじゃなくて」

と中沢さんは言う。

「ただ、話を聴くだけです」

第2章

深夜薬局をめぐる10の物語《ストーリー》

「深夜薬局」には、
たくさんの「思い」を抱えた
ひとびとがやって来る。
それらのひとびとと
中沢さんとのふれあいを
いくつかのエピソードを通して
見ていくことにしよう。

妻子あるお客さんの子を妊娠したキャバ嬢

ある日中沢さんのもとにやってきたのは、既婚者のお客さんを本気で好きになってしまったキャバ嬢だった。「妊娠してしまった」と、中沢さんの前で顔を覆う。きっと彼女は……「避妊してほしい」と言い出せなかったのだろう。大好きだからこそ受け入れてしまった。

でも、現実は残酷だった。妊娠を告げると、彼は、即、音信不通になってしまった。

名前は偽名。住所もわからない。彼女は、「わたし捨てられたんだ」と大泣きした。「子ども、どうしよう……」と。

父親がいない子どもを産むのか？　まだ……堕胎は可能な時期だった。

中沢さんは、どうアドバイスしたのだろうか？

どんなに心配でもね、
待つしかないんですよ

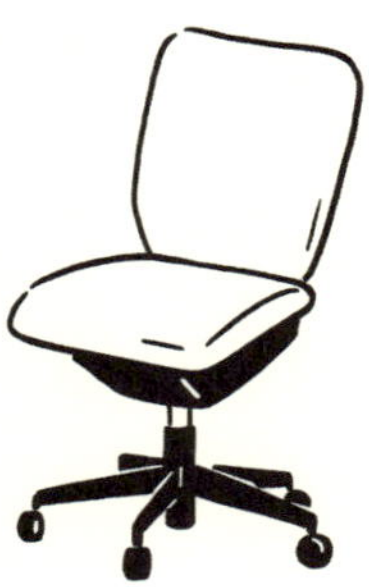

『産んだほうがいい』とも『産まないほうがいい』とも言わなかったですよ。彼女もそのときはたぶん、結論は出ていなかったと思います」

ただ、その夜は長い時間、ふたりでいろいろ話した。明け方、幾分すっきりした顔で帰っていったものの、それから彼女は一切姿を見せなくなってしまったという。

＊＊＊

しかし2年後、別の街でばったりと再会を果たす。横には、小さな男の子がいた。

向こうも中沢さんに気づき、「あっ、ニュクスの……」とはっとした顔をする。中沢さんが「元気？」と声をかけると、いい笑顔で、大きくうなずいた。それで中沢さんは、じゅうぶんだった。

「まあ、どんなに心配でもね、待つしかないんですよ」

中沢さんは、そう言う。いくら心配でも、手を差し伸べたくなっても、カウンターの外に出ることはない。連絡先を交換することは自分に禁じている。もちろん、来なくなったからといって、探しにいくわけにもいかない。

それに、基本的には「便りがないのが元気の証」なのだ。

残念ながら、ニュクス薬局に来ていたお客さんが命を絶ってしまうこともごくたまにある。そういうときには、処方箋をたどって警察から連絡が来て、その死を知らされる。

だから音沙汰がないときは、少なくとも生きてはいるんじゃないか、と思えるのだ。この街を卒業したのか、元気になったのか、わからないけれど。

いずれにしても、「生きてさえいれば」だ。

ホストとバーテンダー、気の合うふたり

開局して間もないころ、しばしば店を訪れる若いカップルがいた。男性はホスト、女性はバーテンダーという、気さくな美男美女だ。

女性のほうが、仕事柄アルコール度数の高い酒をたくさん飲むため、荒れた胃に効く漢方を、ふたりでしょっちゅう買いに来ていた。いつも彼女に寄り添うようにしているホストの男性に中沢さんは好感を持っていた。

しかし、あるときを境にふたりはぱたっと来なくなってしまう。

「どうしたんだろう」と思っていると、ある夜、男性のほうがひとりで店に現れた。

「じつは、ホストを辞めて独立したんだ」

なんと男性は、ＩＴ企業を立ち上げたという。

夜の世界から、昼の世界へ。しかも起業して会社社長に転身するとは。

ホストをしていたのは、最初から起業をするための資金稼ぎのつもりだったのだろうか？

「独立した」という話を聞いて中沢さんが
「へぇ〜そうなんだ、がんばってね」
と声をかけると、ボソッと、その元ホストの男性は言った。
「それでじつは……、彼女とも別れたんです」

昼と夜、人生観の違いが浮き彫りになったのだろうか。

元々、歌舞伎町はひとの出入りが激しい街。２年もいれば、長いほうだ。

幾月か、ニュクス薬局を訪れては「卒業」していくひとがいる。あらたな希望を胸に旅立つひともいれば、絶望の淵に落ち込みなにも言わずに去っていくひともいる。

この元ホストの男性もまた、この歌舞伎町の街を卒業していくひとり、ということになる。

しかし、気になるのは、「彼女」のほうだ。

そんなことを考えていると、数日後、彼女のほうがニュクス薬局に現れた。そして、さばさばした感じで

「じつは別れたんだよね」

と告げた。さらに、彼女は少し首を振ってこう言った。

「もうホストはこりごりだよ」

そしてこの別れをきっかけに、彼女はバーテンダーから風俗嬢に転身した。おそらく、そのまま歌舞伎町にいつづけているはずだ。

しかし、その後は、ニュクス薬局には、あまり現れなくなった。

胃が荒れなくなったのか、それとも……？

彼女にとって、ニュクス薬局は「彼との楽しいデートコース」であったのかもしれ

ない。

ふたりの話をするとき、中沢さんはなつかしそうに目を細めた。

「いい感じのカップルでね。そのままゴールインしてほしいな、なんて勝手に思っていたんですけど。それぞれから別れ話を聞いてからは、『お互い自分の新しい道でがんばれよ』って思うようになりました」

あたたかい顔だった。もはやお父さんのような、親戚のおじさんのようなセリフ。でも、中沢さんは父親でもないし、親戚でもない。もちろん、人生のパートナーでもない。

人生のある瞬間だけ過ごした街の、ある瞬間だけものすごく近くにいたひと――そんな存在なのだろう。

それにしても、ほぼ同時に、同じように中沢さんに別れ話を報告しに来るとは、このカップル、やはりすごく「気の合うふたり」だったのだろう。

お互い自分の新しい道で
がんばれよ

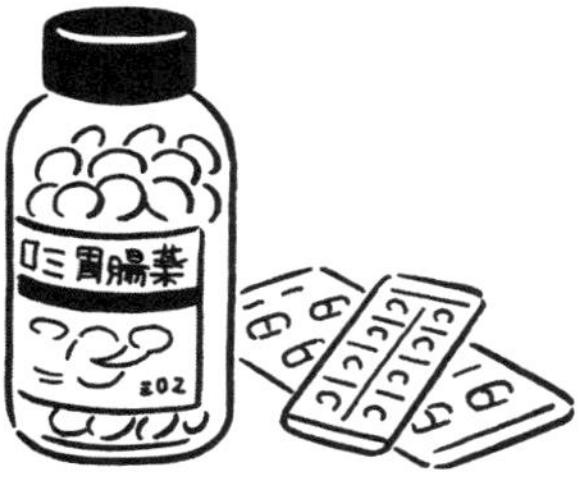

「別荘」でのクチコミでやって来た男性

あるとき中沢さんがカウンターに立っていると、ひとりの男性が入ってきた。なんとなく、普通のお客さんと少しだけ違う……妙にそわそわした感じがした。その男性が、一本の栄養ドリンクをレジに持ってきた。中沢さんがお金を受けとると、その男性は、意を決したように

「じつは『別荘』でAさんと一緒になりまして」

と告げた。

「別荘」とは、中沢さんによると「刑務所」を指すスラングとのこと。

「Aさん」とは、じつは中沢さんの中学校時代の同級生だ。当時はあまり仲良くなかったものの、ニュクス薬局がはじめてテレビに取り上げられて以来、ときどき遊びにくるようになった。そして、来るたびに、いちばん高いドリンク剤を買っていった。

いつもこんなふうにきっぷがよいのか、同級生の前で男気を見せてくれたのかわからないが、ふたりの共通の友人は、その羽振りのよさに懸念を示していたという。

その懸念は的中した。Aさんは詐欺の容疑で捕まったのだ。詐欺罪の中ではかなり重たいほうの量刑だった。

そして、『別荘』の中でAさんと仲良くなったというこの男性は、

「ここの話、Aさんからずっと聞いていたんですよ……。そんで、おれが先に『別荘』を出ることが決まったら……Aさんったら、『ここを出たらさ、ちょっと行ってみなよ』って言ったんです。Aさんも、もうちょっとしたら出てくると思います」

そう伝えるために、中沢さんに会いに来たのだ。

「いやあ、まさか刑務所内からクチコミで来るか！　って思いましたけどね（笑）」

と中沢さんは軽く笑った。

刑務所という場に入ったときにも、ふと思い出してしまう、それがニュクス薬局という場であり、中沢さんのひととなりなのだろう。

いや、刑務所という場にいるからこそ、「深夜薬局」のあたたかさが忘れられなくなったのかもしれない。夜の街よりも冷たいコンクリートの壁の中だからこそ……。

ちなみに、先に「別荘」を出たその男は、練馬のキャバクラで黒服をしている。いまも新宿・花園神社のお祭りにはテキ屋として呼び出され、ニュクス薬局に顔を出すこともあるのだという。

「ちょっと行ってきます」と言って。

「別荘」でのクチコミが、あらたなファンをつくったのだ。

ここを出たらさ、
その薬局にちょっと
行ってみなよ

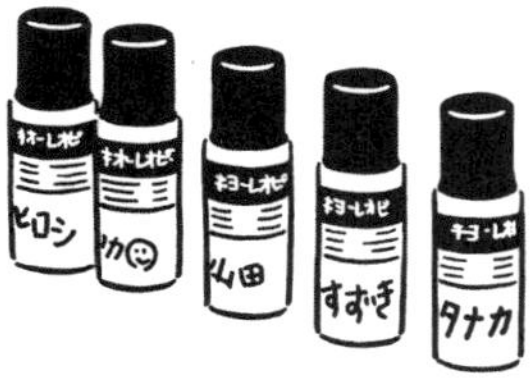

多重人格を告白するガールズバー店員

ガールズバーではたらく、明るくて元気な女性がいた。

処方箋を持ってきたり二日酔い防止の薬を買っていったりする、まあまあ常連の子。ただ、頻繁に妊娠検査薬を買っていくので、それが少し気になっていたという。

「まあ、咎めることでもないというか……、検査なんで、別にいいんですけど。どうしたのかな、とは思ってました」


あるとき彼女が、わんわん泣きながら入ってきた。

中沢さんは驚き、

「とりあえず座ろう」

と、カウンターの前にある丸椅子に座らせた。

彼女はその夜、

「自分には別の人格がある」

とカミングアウトした。

別人格が表に出ているときは、すぐに他人と身体の関係を持ってしまう。しかも避妊せずに。だから生理が予定どおりに来ないと不安になり、しょっちゅう妊娠検査薬を買っていた、というわけだ。

解離性同一症……。いわゆる「多重人格」と呼ばれるものだ。

『ジキル博士とハイド氏』『多重人格探偵サイコ』『24人のビリー・ミリガン』『銀狼怪奇ファイル』など、さまざまなフィクション、ノンフィクションの作品で重要なファクターとなっていることでも知られている。

薬学部での病院実習が精神科だった中沢さんは、「多重人格」が医者でもなかなか診断できない、まだわかっていないことが多い症状であることなどの知識はあった。しかし、とくにこちらから質問したり、口を挟んだりせず、その子が話すままに聴きつづけた。するとずいぶん経ってから、彼女はふと

「虐待されていた」

と話しはじめたのだ。

子どものころに親から虐待を受けていた。押し入れの中に数日間閉じ込められた。最初は「出して！」と大声で叫んでいた。

でもそのうちに、どこからか「黙れ！」と声が聞こえてきた。

「ああそうか、黙ればいいんだ、黙ればこの時間はいつか終わるんだ」

と思った。そのときから、別の人格が出てくるようになったのだ、と。

たしかに、「解離性同一症（多重人格）」になるとされるメカニズムには沿っている、と中沢さんは思った。ただ、別人格のときの彼女を見たわけではないし、見たとしても専門家ではないから、それが本当に解離性同一症かどうかはわからなかったという。虚言の可能性だってあるだろう。

「いや、わかんないですけど……、

それがホントかどうか、ジャッジする必要もないというか」

「ウソなんじゃないか」「いや、やはりホントかも……」などと推理して当てる必要はない。ましてや、矛盾点を見つけ出して論破する必要などまったくない。

彼女がそう言うのなら、それでよいのだ。


その日は彼女が落ち着くまでゆっくりしてもらい、

「また困ったことがあったら、いつでもうちに来なよ」

と伝えて送り出したという。その後、彼女が持ってきていた処方箋を見て、担当医に連絡した。「こういうことを言っていた、もしかしたらそちらにまた行くかもしれません、よろしくお願いします」と。こうした医薬の連携も、知られざる薬剤師の仕事なのだ。


彼女はそれからもしばしばやって来た。明るく雑談したり、処方薬を受けとったり……。

「なぜかはわからないのですが、もうひとりの人格は、ずいぶんと姿を現さなくなったみたいですよ」

その話がホントかどうか、
ジャッジする必要なんて
ないんですよ

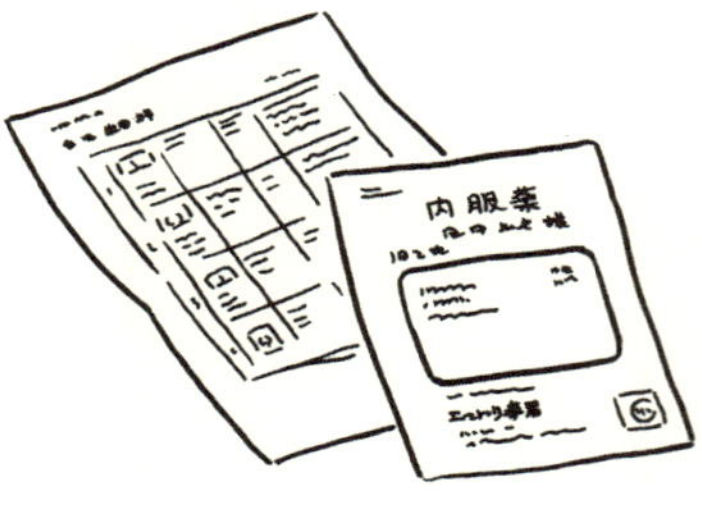

嵐の夜に駆け込んできた女性の傷

開局してしばらくすると、「ニュクス薬局」は、新聞やテレビなどで取り上げられる機会が増えてきた。「中沢さん」の存在が、次第に知れわたったことで、深夜にかかってくる相談の電話も、なにか話したそうにやって来るお客さんの数も増えてきた。


ある夏の夜。東京に台風が直撃した。

風が強く音を立てて吹き荒れている。どこかの看板が飛んでいく。さすがの歌舞伎町も人通りはまばらだったが、ニュクス薬局は、いつもと同じように営業していた。

しかし、当然ながら、お客さんはほとんど来なかった。


夜中の３時を過ぎ、雨脚はどんどん強くなる。

そんな中、傘をさしながらもびしょ濡れになったひとりの女性が入ってきた。はじ

めて見る顔である。中沢さんが「処方箋かな、急患かな」と思っていると、

「いま飲んでいる薬について相談したい」

と言う。わざわざこんな嵐の夜に？　いぶかしがりながらもカウンター前の椅子にうながすと、彼女は、腰を下ろした。

そのまま、彼女はしばらく躊躇していた。ニュクス薬局のガラス窓のむこうでは、強い雨風がびゅうびゅうびゅううなりをあげている。しばらくして、彼女は語りはじめた。

彼女は、性的暴行の被害者だったのだ。犯人は、仕事関係者だという。

じつは中沢さん、ブログで、性的暴行を受けた女性の心理状態について書いたことがある。それをたまたま目にした彼女が、

「このひとになら話をしてもいいかもしれない」

と思ってやって来たのだ。親にも、友だちにも、ほかの誰にも話せなかったけど、ここでなら話せるかもしれない。

かといって、他のお客さんがいる前では話せない。慌ただしいときに行って、ちゃんと聴いてもらえないのも困る。

このひとになら……話をしてもいいかも

だから彼女は、嵐の日の深夜にやってきた。「さすがにこの状況なら誰もいないんじゃないか」と考えて……。おそらく、ずっとタイミングを見計らっていたのだろう。中沢さんはただ、彼女の口からはじめて発せられるその話を聴いた。

「性的暴行」は、許すことのできない重罪だ。中沢さんは、このような相談を受けたとき、どう対処するのだろうか？　警察に通報することをすすめるのか？　具体的な相談先を教えるのか？　それとも……？

「求められたら、その分野に詳しいＮＰＯを紹介しますけど。
でも、私のほうからこうしなよ、ああしなよってアドバイスすることはないです」

とくに時間の経った性的暴行の場合は、行動を起こしても心の傷が深くなるだけのことが多い。時間が経てば経つほど相手のおこないを証明するのが難しいし、なにより自分の身に起こったおぞましい出来事を思い出し、たくさんのひとにあれこれ具体的に話さなければならなくなる。覚悟をしていても苦しく、つらいこと。それを強いることはできない。

また、犯人は仕事関係者だったという。不用意に「行動を起こそう」と呼びかけることでどのような苦難が待ち構えているか、その暴力性もよくわかってもいるのだろう。

目の前のお客さんが１日でも早く元気になれることが、中沢さんの薬剤師としての使命なのだ。ゴールは、犯人をつかまえることでは、ない。警察じゃなく薬局なのだから。

女性が求めていたのも、じつは同じなのじゃないだろうか？

訴訟はできない。具体的な行動は起こせない。けれど、自分だけで抱えつづけるのはつらい。だから、「ただ話したい」のだ。「ただ聴いてほしい」のだ。

苦しみにつぶれそうになったその女性にとって、ニュクス薬局は、文字どおり駆け込み寺のような存在だったのだろう。

嵐の夜に彼女のこころは、ほんの少しだけ軽くなった……はずだ。

「ミスが多い」と悩む事務員の決断

聞かれなければアドバイスはしないけれど、聞かれれば本心を伝える。これが中沢さんのルールでもある。

3年ほどニュクス薬局に通っている女性がいる。

水商売の女性ではない。派遣で、ある会社の事務をしていたけれど「仕事がうまくいかない」と悩みつづけていた。ひょっとすると、自分は「ADHD（注意欠陥多動性障害）」なのではないか、だから仕事もうまくいかないのではないか、と真剣に悩んでいた。

「ADHD」とは、発達障害の一種で、「集中できない、忘れっぽい、落ち着きがない」などの症状が出る。かつては幼児期に見られる障害と思われていたが、近年、「ADHD」と診断される成人も増えている。

彼女の場合も、トイレに化粧品や携帯を忘れるといったうっかりミスが多く、仕事でも失敗が重なっていた。
「ほんとダメ人間だ、どうすればいいんだろう？」
中沢さんのところに来ては、そう漏らしていた。

本当にＡＤＨＤだとしたら、たしかに事務の仕事は大変かもしれない。しかも派遣であれば、いつ契約を解除されてもおかしくないといった恐怖もあるだろう。対策として考えられる選択肢は、「きちんと医者に行って診断して薬を処方してもらうか」「あまり集中力を必要としない仕事に変えるか」といったところだろうか？　中沢さんはどのように答えたのだろうか。

「仮にＡＤＨＤだとしても、ひとつの才能だと思っていいんじゃない。成功者にも多いよ。事務仕事はたしかに合わないかもしれないけど」

と、言ったという。

彼女はその後、大学病院の専門医にかかり、「ＡＤＨＤだと診断された」と報告してきた。

さらに彼女は、

「ＡＤＨＤの人が集まる会に行ってみたんだ。そしたら、みんな明るく前向きだったんだ！」

と当時の驚きを明るめの口調で語ったという。そのとき、中沢さんは

「うん、そんなもんだよ。仕事も合わないと思ったら辞めて、合うところを探してもいいんだしね、生活さえできればさ」

と語った。

はたして彼女は、「合うところ」へ動いた。事務の仕事を辞め、営業に職を変えたのだ。「自分に営業が務まるのだろうか」と心配していたけれど、中沢さんは「やってみて、合わなかったらいいじゃん、また変えれば」とさくっと返したという。

そもそも中沢さんは、受診を勧めたわけではない。むしろ「生活に支障がないなら

気にしなくていいんじゃない、あまり深刻に考えすぎずにね」くらいのテンションだった。

けれども、まず「ＡＤＨＤもひとつの才能」と肯定してくれたからこそ、彼女は病院に行ってみようと思ったのだろう。そのひと言があったからこそ、「ＡＤＨＤ」と診断されても、「ショックを受けずに受け入れられそうだな」と思い、背中を押されたのではないだろうか。

中沢さんは、本音しか言わない。

きっと、薬剤師になる前からずっとそうなのだろう。

「言わないほうがいいときは、黙ってますから（笑）」

だから、彼の言葉は素直に耳に入ってくるのだろう。その場しのぎの慰めを口にすることもないし、社会的に正しそうな答えを取り繕ったりすることもない、だからこそ、素直に「そうか」と思えるのだ。

合わなかったら
いいじゃん、
また変えれば

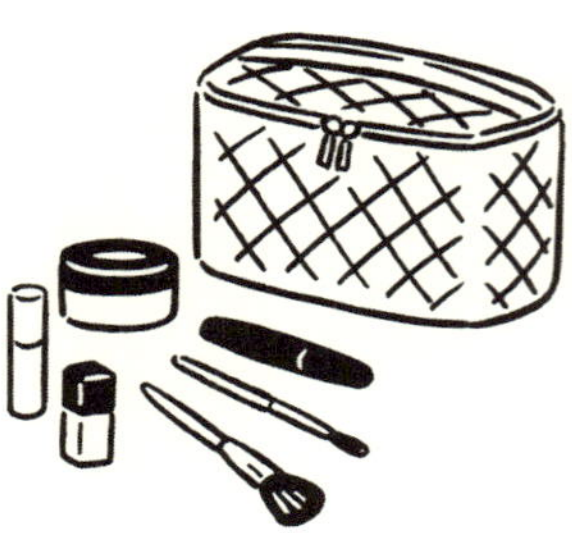

ＡＶ出演を相談する性風俗店の女性

基本的に中沢さんは「聴き役」だ。アドバイスを求められれば、適切なひと言を語るが、そうでなければ、自分からなにかを忠告したり、ましてやお説教のようなことを言ったりはしない。

あくまで基本的には……である。

２０２０年４月、新型コロナウイルスの流行にともなって東京都が緊急事態宣言を出したとき、歌舞伎町の性風俗店ではたらいていた若い女性がニュクス薬局にやって来た。

「お店も自粛をはじめて、仕事がなくなっちゃったんだよね」

全国的に「自粛」が叫ばれ、夜の街から人通りがなくなったあのとき、「濃厚接触」をともなう性風俗店の仕事がめっきり減ったのも、想像に難くない。

そこで彼女は、新しい道に進もうかと、中沢さんに相談を持ち掛けた。

「AVに行こうかな」

基本的に中沢さんは、自分からアドバイスや意見を言うことはしない。しかしそのときは、はっきりと自分の思いを伝えたという。

「いまは仕事がなくて大変なのはわかる。けど、AVとして形に残ってしまうのはあまりよろしくないと思うよ」

職業に貴賤はない。それでも、偏見はある。世の中から偏見をなくしていくことはもちろん我々みんなが努めなければならないことだけれど、中沢さんが言っているのは「現実」の話で、起こる可能性の高い「近い将来」の話だ。もちろんそういった仕事に理解のある男性もいる。けれど、理解のないひとがいるのも現実だ。

「選ばれる側になっちゃうんだよ」

と中沢さんは言った。

こちらから好きなひとを選ぶことができなくなる。現実問題として、理解のある男性のほうが圧倒的少数だ。好きなひとと一緒になるときにも、いい相手を探すぞ、というときにも不利になる。

「気が乗らないんだったらやめておいたほうがいいと思うよ」

珍しく、意見を言った中沢さん。

「そこはね、もう、後悔しているひとを山ほど見てきたので」

後悔する気持ちは、きっと「怯え」にあるのだろう。AVから足を洗っても、いつ見つけられてしまうかわからない恐怖。いまは１回ネットにアップされてしまえば、永遠に「残って」しまう。夫や子ども、同僚や友人に、見つかってしまったら……そうビクビクして過ごすのは、つらすぎる。

「AVの撮影だと聞かされずに勝手に撮られ、海外のサーバーに上げられてしまった子もいました。その子は泣き寝入りせずに戦おうとしたんです。ウチに置いてある、そういった被害者に寄り添うＮＰＯのチラシを見て……。でも、海外のサイトは、日本の法律では裁けなかった。結局、いまもインターネット上のどこかに、その動画は残っているはずです」

後悔したり涙を流したりするお客さんをたくさん見てきたからこそ、目の前のひとがそういう未来を生きることがないように、はっきりとアドバイスしたのだろう。

ただ、アドバイスをもらったひとは、みんな、それに従うのだろうか？

「いやあ、そうでもないです。その子も『やっぱりお金がないから』ってＡＶの事務所に連絡してみたらしいです。ただ、ＡＶ業界も撮影は自粛していて仕事がないって言われたそうで。ほかにも、まあ……みんな最後はやりたいようにやりますね（笑）」

中沢さんはそう言ってから付け加えた。

「べつにいいんですよ、それは。なにか助言したからってそれに従わなければいけないという義理はないんですから」

やめておいたほうがいいよ

彼氏の学費を工面したいと悩む女性

カップルでやって来たお客さんがいた。

女性のほうはもともとキャバクラではたらいていた。明るい子で、「『パパ活』だと、一緒に食事とかするだけでいっぱいお金もらえるから、キャバクラ辞めたんだ」なんて彼氏の前で話していた。ふたりは仲むつまじく、いい雰囲気だった。

けれど、その2日後、女性のほうだけがやってきた。前のときとは様子が明らかに違う。暗い表情をしているうえに、性風俗で使用する消毒液がほしいと言う。

「どうかした？」

と中沢さんが声をかけると、彼女は口を開いた。彼氏が学校に行って資格を取りたいと言っているのだが、彼にはお金がない。だから、それを私が払ってあげたい。でも足りないから、いまよりもっと稼げる性風俗の仕事をしようかと考えている、と。

そう言うと彼女は、突然、カウンター越しに中沢さんの腕をガシッとつかんだ。

「でも私、そういうことをやったことないし。キャバクラのときも枕営業とかやったことなんてないんだよ……」

そのとき、「ああ、この子は本当にやりたくないんだ」と中沢さんは確信した。

「だったら、やめておいたほうがいいよ」

性風俗は、自らの意思で飛び込んでも病む子が多い。イヤだって思いながらはじめるなら、つらくなるのは確実だ。基本は「聴き役」の中沢さんだが、本人の意思が明確なときには、それを尊重するような言葉がけをすることもあるという。

「自分がイヤだってわかっているなら、やめたほうがいい」

「そうだよね」と言って、

「ありがとう」と、最後は笑顔になって彼女は帰っていった。

その後、彼女は店に来ない。彼氏とは別れたのか、それもわからない。

どうかした？

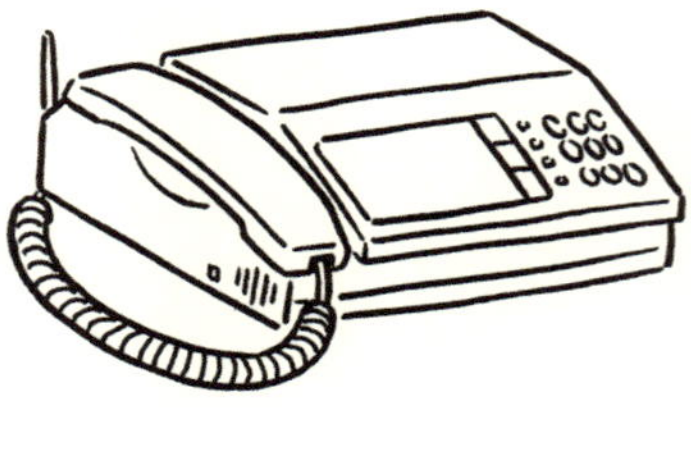

コロナ禍で落とした命

２０２０年、新型コロナウイルスが流行し、緊急事態宣言が出たときも、中沢さんは店を開けていた。もちろんお客さんの数は少なくなったが、「コロナ以前」と同じようにカウンターに立ちつづけた。

その最中、亡くなってしまった女性がひとり、いる。

死因は、コロナではない。自死だ。ニュクス薬局によく顔を出していたひとだった。

その女性はもともと専門学校に通っていたものの、人付き合いを苦に感じて途中で退学。その後、性風俗店ではたらきはじめたものの精神的につづかず、キャバクラにうつったのが２０２０年のはじめのころだった。そのときは、

「キャバクラ《こっち》ならがんばれそう」

と前向きに語っていた。

ところが、新型コロナウイルスが流行しはじめると、「接待を伴う飲食店」であるキャバクラは休業を余儀なくされた。売上も、もちろん収入もほとんどゼロ。

彼女はもう一度、収入を得るために、性風俗店に戻っていった。

しかし悪いことに、そのタイミングで緊急事態宣言が発令された。完全なる「ステイホーム」ムード。性風俗も、仕事がほとんどなくなってしまった。

常連だった彼女は、その前後、何度かニュクス薬局にやってきた。中沢さんも、生活保護の話もしたし、

「何かあったら、いつでもうちにおいでよ」

などと声をかけていた。あるとき、

「そんなに困っているんだったら、家族とか親に相談してみたら」

と話したら、

「いや、親が……」

と暗い顔をする。過去に親から虐待を受けていたという。

「だれも頼れない」と、以前言っていたのはそういうことだったのか。

いつでもうちにおいでよ

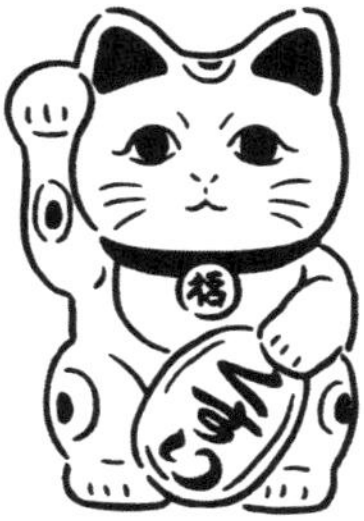

話を聴いてもらえる相手は、もう中沢さんしかいなかったのだろう。

その日も、いろいろ話して、ニュクス薬局を出たときは元気そうな顔になっていた。しかし、それから1週間も経たずして警察から連絡があった。自死されたという。警察は、彼女の部屋にあった薬か、お薬手帳をたどって、ニュクス薬局のことを知ったのだろう。

「いつでもいいから、またおいで」

薬局を出ていくとき、告げたその言葉が最後の会話になってしまった。

死を決意する前の彼女に、ほんの少しの笑顔とひとのあたたかさを与え続けた中沢さん。しかし、夜の街ではたらくひとには、政府や自治体から満足な補償が与えられなかった。

「ここなら」と思えた仕事を得たのに、コロナに翻弄されてしまった女性。メディアで「夜の街」と矢面に立たされていた歌舞伎町で、こうして、必死に生きようとして、ついに命を絶つしかなくなってしまったひとがいた……まさに「いた」のだ。

獄中からの手紙

仕事帰りにしょっちゅう立ち寄っては、ただ雑談だけして帰っていくキャバクラ嬢がいた。明るい子だった。ところが、しばらく顔を見せない期間があり、どうしたんだろうと思っていると……ある日、突然手紙が届いた。それは、刑務所からだった。

封を開けてみると、手紙には覚醒剤使用で逮捕されて服役中であること、そして自分の無実を訴える内容が書かれていた。

「罠にハメられたんだ。ホテルでお酒にクスリを入れられたんだ」と。

彼女はキャバクラではたらいているとき、元カレの詐欺犯罪に巻き込まれて一度逮捕されている。そのときは執行猶予がつき、引きつづきキャバクラではたらいていた。

ところがアフターで、あるお客さんとホテルに行ったところ、お酒に覚醒剤を入れられてしまう。頭がぐるぐるして気持ちが悪い。「これはおかしい」と思い、ホテルから飛び出た瞬間、警察に肩を叩かれた。執行猶予中の犯罪だったためそのまま実刑が下された。

「だけどわたしはホントに2件ともシロなんだ」

そんな話がつづられていた。

その後中沢さんは、10通ほど彼女と手紙のやりとりを交わした。

もちろん、すべての手紙が、ただ無実を訴えていたわけではない。反省や後悔がつづられているものもあった。とにかく「自分の気持ちを伝えたい」「刑務所内で起こったできごとを話したい」「だれかと、言葉のやりとりをしたい。つながりたい」、そんな彼女の、さまざまな思いが込もった手紙だった。

もし、自分が刑務所に入ったとしたら、いったいだれにその思いを伝えようとするだろう。家族か、恋人か、親友か……「友人」程度の相手には、おそらく筆は取らない。ときどき一緒に遊ぶくらいの仲だったら、遠慮してしまうのではないだろうか。ましてや、「よく通っていた薬局のひと」なんて、ふつうなら、候補にも上がらないだろう。

しかも、刑務所から受刑者が出せる手紙の枚数は、基本的には1カ月に4通（半年問題なく過ごすと5通）。1回につき2通まで、1通につき7枚までなど厳しい制限がある。その貴重な1通を使ってだれに自分の声を届けたいか？　そう考えると、決して適当な、薄いつながりの相手ではないとわかるだろう。むしろ世の中に、こんなに思いのこもった84円切手はないかもしれない。

彼女にとって、その1通を使う相手が中沢さん、「よく通っていた薬局のひと」だったのだ。

親子仲はあまりよろしくなかったらしい。家族には筆を走らせられなかったのかもしれない。

便箋を前に、ふと中沢さんの顔が浮かんだのだろう。彼女にとってニュクス薬局は文字どおりかけがえのない存在になっていたに違いない。

「自分が想像していた以上に、そうだったみたいですね」

と中沢さんは言った。

やりとりした手紙のなかには、こんな一文があったという。

「わたしたちの居場所をつくってくれて、ありがとう」

やがて彼女は、出所した。そしてあいさつに来た。

もう歌舞伎町は卒業したという。二度と会うことはないのだろうか、それともまた中沢さんを必要として戻ってくるのだろうか？

わからない。それはわからないけれど、
いずれにしても中沢さんは、ニュクス薬局のカウンターの中、いつもの場所で、
今日も「待っている」。

＊＊＊

自分が想像していた以上に、大きな存在だったようです

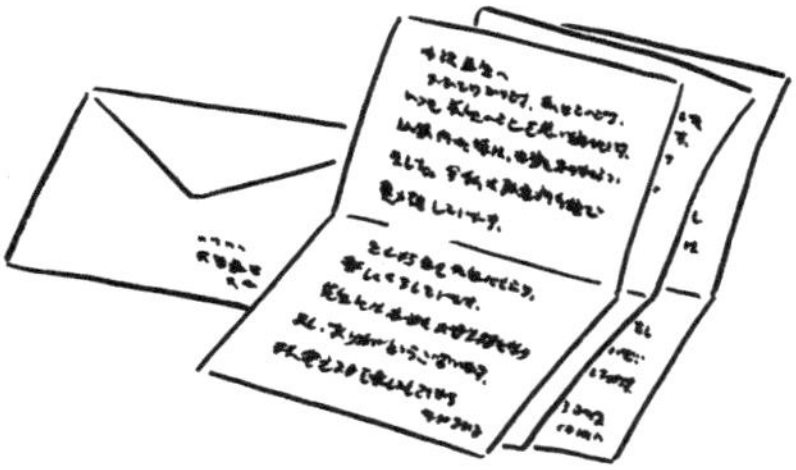

ニュクス薬局という場には、タブーがない。

ここではモラルを引っさげて説教されることもないし、常識を盾にして軽蔑されることもない。

「どうしてそうなった」と、言ってもせんないことをくどくど問われることもない。

「だからお前はダメなんだ」と、訳知り顔で評価されることもない。

そんじょそこらのカミングアウトに対しては、

「そうなんだね」

と受け止めてくれるだろうと、安心できる。


「こんな時間帯に開いている個人薬局の薬剤師って、どう考えてもちょっとおかしいやつじゃないですか（笑）。常識的なマトモなやつが立っているって、とても思えないですよね。

だから逆に、なんでも言えるんじゃないんですか？」

第3章

「夜の女神」が歌舞伎町になじむまで

ここで
時計の針を巻き戻して、
「深夜薬局」ができ、
街になじむまでの
物語《ストーリー》を語っておこう。

高校時代の夢

「薬剤師」というのは、国家資格だ。試験に受かる必要があるのはもちろんだが、その受験資格を得るためには、まず大学の薬学部に進学し、学び、卒業しなければならない。大学の薬学部は、中沢さんのころは４年制、現在は６年制となっている。

社会人になってから「薬剤師にでもなろうかな」とぼんやり目指せるような職業ではない。少なくとも高校生のときには、将来の姿を描いておく必要があるわけだ。

中沢さんも小さいころから医療者を目指していたのだろうか。

「じつはもともと、映画をつくりたかったんですよ。アメリカの大学の映画学科に進んで、コンピューターグラフィックスを学びたかった」

中沢さんは、はじめて『ジュラシック・パーク』のメイキングを見たときから映画制作の夢をずっと胸に抱いていたのだという。

ところが高校に入り、受験が視野に入ってきたころから、医療の道にも興味を持ちはじめた。そして、たまたま受けた薬学部の試験に合格したが、合格後も進路に迷っていたという。

「映画の夢も捨てきれない……」

多くのひとの憧れでもある薬学部への入学資格を得ながら、まだ子どものころからの夢をあきらめきれてはいなかったのだ。

そんなとき、悩める中沢青年に対して、お父さんは、こう声をかけてくれた。

「どうしてもアメリカに行きたいなら、大学を卒業して国家資格を取ってから行けばいいんじゃないか」

そうか、なにも夢を捨てる必要はないんだ。資格を取ってからでも道はつくれるんだ、と考え、納得したうえで薬学部への進学を決めたのだ。

「今では、やっぱり父親の考えが大正解って感じです」

と、中沢さんは薬学の道を突き進んでいる。映画の道はあきらめたのだろうか？

「いまも映画は好きで、休みの日はＹｏｕＴｕｂｅばっかり見ています。だからあんまりお金を使わなくて済んでるんですけど（笑）。後ろ髪？　引かれたことはありません。卒業してからは、映画の道を進もうと思ったことはないですね」

「薬剤師は薬剤師で、楽しいですから」

「深夜薬局をつくろう」

卒業後、チェーン展開する普通の薬局の薬剤師として勤務したという中沢さん。しかし、頭のどこかで、ずっと独立を考えていたという。いちばんの理由は、会社員でいつづけることに魅力を感じなかったから。出世することやお金を稼ぐことに、まるで興味がなかったのだ。

となると問題は、どのようなかたちで独立するかだ。通常は、新しくできる病院の近くに構える「門前薬局」を開局することを考える。売上の予想が立てやすく比較的安定しているといわれる形態だからだが……。

「ぜんぜん惹かれなかったです。

予想が立つ、こうなるだろうなとわかるのって会社員とあまり変わらないというか。

おもしろくないじゃないですか」

とはいえ、深夜薬局を立ち上げようと最初から構想していたかというと、そういうわけでもない。はじめはまったくのノープラン。卒業後に入社した薬局ではとにかく経験を積み、なにをするかは後から考えようともくろんでいた。ただ、「なんにしても、いずれ独立資金が必要だろう」と考え、学生時代と同じ生活水準を維持しつづけたという。

そうして薬剤師としてはたらくなか、勤めていた会社で、ある企画が持ち上がる。

それが、

「夜はたらくひと向けの薬局」

だった。その企画を耳にしたとき、「これこそ社会に求められているものだ」と中沢さんも直感したという。

しばらくは銀座での開局を想定して話が進んでいった。しかし残念ながら、企画は途中で頓挫してしまう。賃料、人件費、売上などをトータルで考えた結果、「深夜薬局」はコストとリターンが見合わないと判断されたのだ。

それでも中沢さんの「これだ!」という思いは消えなかった。

「独立したら、深夜に営業している薬局をつくろう、と決めました」

目指したのは「不夜城」……新宿・歌舞伎町だ。

「相談できる薬局」を構想

さて、具体的に独立を決心した中沢さんは、新宿から各駅停車で5つめの駅である阿佐ケ谷の薬局に転職。そして自身も、新宿のラブホテル横にあるマンションに引っ越し、体力づくりも兼ねて自転車で通いつづけた。

そして仕事終わりや休みの日には歌舞伎町やゴールデン街でひたすら飲み歩き、とにかく「街の空気」を吸った。たくさんの顔見知りができるなかで「やっぱりこの街には『夜に相談できる薬局』のニーズがある」と感じ、開局への思いを深めていったという。

中沢さんには、開局の構想を練っているとき、頭から離れないものがあった。

「高校のときからかな、『こころや身体のことを気軽に〈相談〉できる場所って、絶対必要だよな』とは、ずっと思っていたんですよ」

映画好きな高校生だった中沢さんが、将来の進路として医療者を視野に入れはじめたときには、医師、看護師、歯科医師、薬剤師などさまざまな選択肢があった。いずれも専門職だし、それぞれ魅力的だ。

でも中沢さんは

「みんなが相談しやすいのは薬局かな。

薬局みたいなところに、いつも相談できる同じひとがいればいいのにな」

と考えて、薬剤師の道に進んだという。「深夜」という構想こそなかったにしても、やりたいことの根っこは、高校時代から一貫していた。

そして、「夜こそ薬局が必要だ」という確信は、長らくあたためていた「相談」というキーワードともピタッとはまった。


阿佐ケ谷の薬局は、開局資金が貯まったらやめようと決めていた、目標は、１００0万円。独立を考えてから一貫して、お金は借りずにすべて自己資金でまかなうことを決めていた。ちなみに、このポリシーは現在も貫いている。それもあって、構想を練りはじめてから目標金額を達成するまで、およそ10年かかった。


そしていよいよ目標金額に届きそうになった、２０１３年7月。

「いよいよだな」と思い、会社設立に必要なものを知るために、新宿の紀伊國屋書店まで本を買いに行った帰り、不動産屋があったので、なんとなく、入った。すると、

「ちょうどそこ、ほら、中華弁当屋だったとこが空いたけどどう?」

と話しかけられた。その弁当屋のことは覚えていたので、「ああ、あそこか」と思ったという。

独立を志していたから不動産情報はしばしば耳にしていた。だから、歌舞伎町では物件が空いていても、うかうかしていたらすぐに埋まってしまうことがわかっていた。

「で、その日のうちに決めちゃいました」

人通りの多さで言えば花道通りの南側、1丁目側が理想的だ。けれど人通りが多い分、とても払えるような家賃ではない。だから2丁目側、よりディープな夜の街のほうになるだろうなとは、もともと思っていた。想定どおりになったと言えるだろう。

ほかの物件も見なかったわけではない。

「一応、花道通り沿いの2階の物件も見ました。でも2階って、どうしても心理的にハードルが高いじゃないですか。中が見えないし。それでいまのところに決めました」

たしかに「わざわざ階段をのぼらないといけない」「中が見えない」となると、結局は「明確な用事があるひと」しか訪れない場所になってしまう。気軽に相談しに来てほしいのに、それでは、いままでの薬局と変わらない。

じゃあやっぱりさっきの元弁当屋の場所だと、腹を決めた。自分がすべきだと感じたこと、したいと思ったこと、合理的だと考えることには粛々と向かっていく中沢さんだけれど、さすがに「ここに決めます」と言ったときには武者震いしたという。

「自分の人生、これからどう動くんだろうって。こういうときの人間って、文字どおり、震えるんですね」

「そうは問屋が卸さない」？

そこからは猛スピードでことが進んでいった。９月末に会社を設立。開局までの３カ月は、仕事終わりの夜や定休日を使い、契約を結んだり内装の打ち合わせをしたり、と休みなしで動いた。12月いっぱい、前の会社にいて、開局は年明け早々となった。ほぼ空白期間はなしだ。有休も、１日も使わなかった。

しかしこの開局準備、とんでもない紆余曲折があった。いちばん大変だったのは薬の調達だ。まず、「歓楽街にある深夜薬局」は参考になる前例がない。だから、どの薬をどれくらい仕入れればいいのかもわからない。

「こういうひとがこれくらい来るかなって、完全に妄想でした。風邪薬は最低これくらい必要かな、近くには夜はたらくシングルマザーが使っているという24時間の託児所もあるから、子ども用の薬なんかも出るんだろうか……と考えて」

しかしその「妄想」はまだ、楽しい作業だった。(ちなみに、小児科の需要はほぼないことがわかったため、いまは子ども用の薬はあまり置いていない)。基本的に薬局に置く薬は問屋から仕入れるのだが、ここで最大の想定外が起きた。

問屋から、「取引しない」と言われたのだ。

バックに資本もない、門前薬局でもない、夜間営業だなんてまともな薬局じゃない。不良債権になるに違いない……そう、問屋に決めつけられた。

独立前に中沢さんが勤めていた会社の社長が、問屋のおエラいさんに、

「アイツのことよろしく頼むよ」

と口を利いてくれたそうだが、現場の担当者はまったく相手にしてくれなかった。

「こんなことが起こるんだ」

と、中沢さんも思った。

「まあ、卸した薬局がつぶれちゃったら、問屋のほうも大変だっていうのはわかるんですけどね。『そうは問屋が卸さない』って、これか。ほんとに卸されないんだなあ、と思いました（笑）」

もちろん、そんなことで、中沢さんは夢をあきらめたりはしなかった。

結局、多額の前金を支払い、そこから納入した薬分を引くデポジット制にすることでようやく薬を仕入れることができた。しかし、この前金は経営の大きな負担になる。

わたしたちは、国の保険制度により、３割負担で薬をもらうことができる（前期高齢者は２割、後期高齢者は１割）。しかし、薬局のほうは違う。残りの７割は１～３カ月後に国から入ってくることになる。その間、売り掛けで回さなければならないのだ。それに加えて、前金を払うことになったニュクス薬局の資金繰りは、そうとうシビアなものになった。

もちろん問屋側もビジネスでやっているのだから、リスク回避の手法をとるのも仕方がない。ちなみに、いまもその問屋は微妙に、うっすらと、疑念の目をニュクス薬局に向けているらしい。

「ほかの薬局と同じようにはまだ扱ってもらえません」

これが多くのひとに慕われる唯一無二の「深夜薬局」の、偽りのない現在の姿なのだ。

「安定」より、「おもしろいほう」

2014年1月4日、ニュクス薬局は、無事に開局のときを迎えることができた。「歌舞伎町に」「チェーン薬局でもなく」「個人が営んでいて」「夜から朝まで開いている」薬局が誕生したのだ。

構想を練りはじめてから約10年。通常の独立開業とは違う困難にも直面した。その間、「深夜薬局」への情熱が消えることはなかったのだろうか？

門前薬局とか普通の薬局にすれば、問屋だって素直に商品を卸してくれただろう。

貯めてきた資金が無駄になるわけではない。ほんの少し方向性は違うけれど、薬局を開業することはできるのだ。10年もの間、途中で、方針を変えようと思ったことはないのだろうか？

「なかったですね」

と中沢さんは言う。

「自分の中では決まっていたことだったんです」

別に中沢さんは、起業家の本を読んだり自己啓発書を読んだりして、やる気を保っていたわけでもない。ただ日々、投薬の経験を積み、歌舞伎町の空気を吸い、倹約に励んでいた、だけだと言う。

「会社員として定年まで勤めるなんていう気持ちがない以上、なにか自分ではじめるしかないですからね。で、やるならおもしろいほうがいい。それだけです」

中沢さんの辞書には、「常識」「安定」「出世」といった言葉は、存在していないようだ。

かつて、F1という言葉も知られていない時代。自動車をつくったこともない二輪車メーカーを率いていた本田宗一郎は、それでも「(F1で走れる車が)できるかできんかわかんねえけど、俺はやりてぇよ!」と言ったという。そしてその思いを貫き、「やりてぇ」を実現した。

「やりたい」からと脇目もふらずに、あきらめずに突き進むことができるのが、すぐれた起業家の条件なのかもしれない。

「こわかった」開局当初

いざ歌舞伎町に深夜薬局をオープンしてみて、どうだったのだろうか?

予測どおりにお客さんは増えたのだろうか。

「いえ、それが全然。はじめは本当に少なかったですよ。

それは私も悪くて、大々的に宣伝したりしなかったんですよね。いま考えれば致命的なんですけど……、とにかくこわかった」


「こわい」とは、いったいなにが「こわかった」のだろうか。

やはり、ヤクザとか水商売のお客さんとか、極道映画みたいなひとたちだろうか。

いや違う。中沢さんがおそれたのは、資本の厚い同業他社の存在だった。


新宿・歌舞伎町には、夜間は閉まっているものの大手全国チェーンから個人店までドラッグストアや薬局がいくつも存在している。歌舞伎町近辺まで広げたら、そうとうな数だ。彼らにとっては、未知の、一風変わった商売敵だ。

なんの後ろ盾もない個人がいきなり薬局を開くことで、それら法人の薬局がどう動いてくるのかがわからなかった。「生意気な」と一気につぶされるかもしれない。「それならうちも」と、深夜営業をはじめるかもしれない。……そんなふうに思い、近くの薬局を刺激しないように、広報活動を極力抑えたのだ。

「まったく未知の開局だったので、想像もつかなくて、慎重になってしまいました」

ところが、そうしてしばらく様子を見ていたものの、つぶされる気配はない。同業他社がなにかをしかけてくる様子はなかった。

開局した年の秋に、新聞の取材が入った。大きな宣伝となる。顧客が増えるか否かよりも、それが他の薬局を刺激することになるんじゃないか、という点が気になる。新聞には大きく掲載されたものの、やはりつぶされる気配はなかった。

そこからまた半年、1年と経ってようやくほっと胸をなでおろした。そして、その新聞からメディアの露出もポツポツ増え、ニュクス薬局の壁には取材を受けた新聞の切り抜きなども貼られるようになる。これが宣伝にもなり、街のひとにも少しずつ知られるようになった。

「そして、経営は軌道に乗った」といってよいのだろうか?

「軌道に乗るっていうのが、よくわかんないですね。

いまも変わらずひとりでやっていますし。でも、なんとかつづけられているし……乗っているのかな。事業閉鎖とかの心配をしないで生きていけるようになったのは、1年目の後半……いや、2年目に入ってくらいかな?」

家賃を含めた中沢さんの生活費は月17万円だという。「新宿在住」であるにもかかわらず、である。生活水準は、大学時代からずっと変えていない。

「まあ、お金を使う趣味もないですからね。

それに高カロリーなごちそうも食べないからデブらない。いいですよ」

歌舞伎町はムラ

さて、ニュクス薬局の経営が回るようになったのは、新聞やテレビといったメディアに取り上げられたおかげだけではない。かなりのお客さんが、クチコミで来るのだ。

「同じお店ではたらいている子の紹介で来ました」

「ここに来れば合う薬を教えてもらえるって言われたんだけど」と。

もともと歌舞伎町は、クチコミの影響がとても大きい街だ。

「ここは、ムラなんで。よくも悪くも、ですけどね」

クチコミは商売によい影響を与えてくれる。

「この漢方、疲れや二日酔いに効くよ」

と中沢さんが薬を出し、実際に効くと、

「これ飲んだことある？　あそこに行ってみなよ」

とクチコミがクチコミを呼び、またたく間に広まっていく。そのひとつの例が、もはやニュクス薬局の名物になった、２錠で３０００円もする滋養強壮の漢方薬だ。

しかし、よいことばかりではない。じつはオープンしたてのとき、処方箋も持たずに

「眠剤（睡眠導入剤等）を出せ」

「抗生物質を出せ」

と言ってくるお客さんも、少なからずいた。

「くれよ、バレねえだろ」

と、半ば脅してくるような態度だ。

でも中沢さんは、そうした声に屈せず、すべて、きっぱりと断った。

若いころからずっと空手をつづけていたことも強く出ることができた理由のひとつかもしれない。しかし、それだけではない。

中沢さんが、きっぱりと断り続けると、

「あそこはいくら言っても出してくれねえよ」

「きっちりしてるわ」

とあっという間にムラの住人たちにクチコミが広まっていった。

以来、そのような客は、すっといなくなったそうだ。

「逆に、１回なあなあでやっちゃうと、『あそこならもらえるぜ』って広まっちゃうわけです」

「よくも悪くもここはムラ」と言ったけれど、中沢さんも、立派なこの歌舞伎町ムラの住民だ。住んでいるだけのときよりいまのほうが、ずっとディープな歌舞伎町がわかり、関わり方が変わってきているという。

「歌舞伎町ってこわいイメージもあるかもしれないですけど、仲間意識が強いのかな。とくに店をやっているひとたちは横のつながりが強くて、みんな知り合いばっかりですよ。店名と名前をくっつけて、『○○の○○さん』って呼び合うんです」

と、「ニュクスの中沢さん」はうれしそうに言う。

歌舞伎町の飲み屋には、歌舞伎町内のひとがよく来る。「歌舞伎町内で完結している」ともいえる。ある店で飲んで、次はそこにいる別のひとの店へ、またそこにいる別のひとの店へと移動していく。その中で歌舞伎町ムラのひと同士が仲間になり、つながっていく……。自分で店を構えたことで、ぐっと共同体の内側に入り込めたのだ。

ニュクス薬局へも、そんな「ムラの住人」たちが栄養ドリンクを買いに来てくれたりする。中沢さんのように100パーセント個人でやっているひとには『がんばれよ』って、ものすごく応援してもらえるんです」。

中沢さんはすっかり、歌舞伎町コミュニティのひと。この街のひとだ。

こうした中沢さんの活動は、薬局の外にも影響を及ぼすようになってきた。

ニュクス薬局が夜間に開いていることを前提として、夜間診療のクリニックが新たに新宿にできたのだ。ある夜、「この薬の在庫ありますか？」と電話がかかって来て、知らない病院だなと思ったら「近くに新規開業したんです」という。

「門前薬局」という言葉があるように、ふつうは病院ありき。薬局はあとからできるものだった。それが、薬局の近くに、病院ができるようになったのだ。

歌舞伎町で中沢さんがしていることの意義、そして実際にそれが社会に求められていることに、多くの医療者が気づきはじめているのかもしれない。

「深夜医療」の輪が、確実に広がりはじめた。まずは、この「ムラ社会」から。

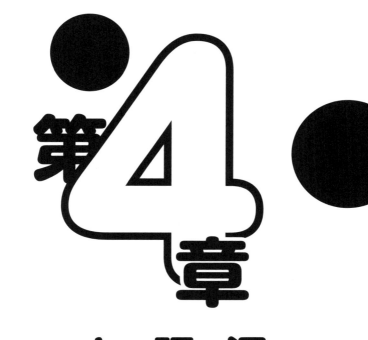

第4章

深夜薬局を語るためのキーワード

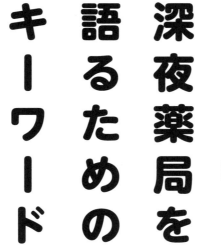

なぜ、
「ニュクス薬局」には
たくさんのひとびとが
やって来るのだろう。
その理由を、いくつかの
キーワードを通して
見てみることにしよう。

椅子

ニュクス薬局には、とある「家具」がある。かといって、それは特段めずらしいものではない。どこにでもある、ただの「椅子」である。

会計や薬の受け渡しをおこなうカウンターの、いちばん奥。一段低くなっていて、そこに椅子が置いてあるのだ。背もたれのついた、回転椅子。

ニュクス薬局にやって来たひとは、そこに腰掛けて、投薬してもらったり、中沢さんと話をしたりする。なんてことのない、ただの椅子なのだが、じつはこの椅子には、中沢さんなりの思いがこめられていた。

薬局にやって来たひとは、病院で診察された後であっても、薬剤師に対してもう一度症状の説明をしなければならない。それを聞いたうえで薬剤師は処方箋どおりに（ときには『疑義照会』で医者に確認して薬を変えて）投薬をする。

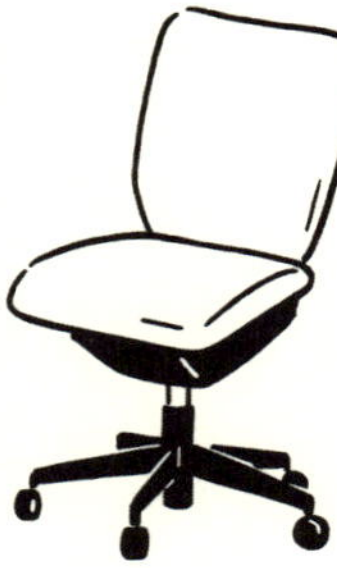

この3分から5分程度の時間でも、立っているか座っているかでずいぶんお客さんの「気持ち」が違ってくるという。

たとえば、立っている場合、後ろにお客さんが待っていると「薬をもらって早く帰ること」に意識が向いてしまう。ところが椅子にすとんと腰掛けただけで、不思議と「いまは自分の番だ」という心理になる。すると、中沢さんのほうに、意識が向く。

「うちに来るお客さんはよく『こんなにていねいに説明してもらったことはない』って言いますけどね、たぶん本人の意識の問題でもあるんです、じつは」

たしかに椅子があれば、ないときに比べて長居するようになる気持ちはわかる。お医者さんには伝えなかったちょっとしたことを、しゃべってみようかなという気にもなるかもしれない。

それに、曇った表情で入ってきたお客さんに対して

「まぁちょっと座りなよ」

と言える。立ったままの状態で「どうしたの?」と言われたところで、「じつはね」とはいかない。道端にある占いの店にも、教会の告解部屋（いわゆる懺悔室）にも、

椅子がある。人間、立ったままでは身体も揺れるし、気も散ってしまうし、なかなか踏み込んだ話はできないのだろう。

だから中沢さんは、座って向き合うことのできる、ちょっと隔離されたような、こっそり、そして、じっくり話せるスペースをつくったのだそうだ。

こうした小さな工夫の積み重ねが、落ち着ける場所、こころの武装を解ける場をつくりあげてきたのだろう。

ちなみにもうひとつ、メンタルバランスを崩したひとが多くやってくるだろうと見越して工夫したものがある。壁紙の色をやわらかいピンクにしたことだ。肌色と桃色のあいだのような、あわい色。これは精神的に安心感のある色、なのだという。

「ともかく、『ここに来れば安心』って思ってもらえたら、うれしいです」

とはいえ、どの薬局でも、椅子さえあればみんなが自分のことを話す気になるわけではは、もちろんない。

実際、最近は高齢者や具合の悪い方への配慮の意味もあるのか、カウンター前に椅子を置いたり、プライバシーに配慮してパーテーションで区切ったりする薬局もある。だからといってほとんどの薬局では、薬剤師さんと踏み込んだ話をしたり、個人として対話したりするまでにはいたっていない。

「それはね、単純な話、この立地もありますよね」

病院の中（院内薬局）やそのまわりにある薬局（門前薬局）は、どうしても、その立地から「単に診察後、処方箋どおりに薬をもらうところ」になってしまう。どこに立地するかで役割が、ある程度規定されてしまうのだ。

とくに院内薬局には毎日、ものすごい数の患者さんがやってくる。的確にすばやくさばくためには一人ひとりにじっくり向き合うわけにはいかないし、どうしても流れ作業になってしまうそうだ。

「ウチみたいに、こういった場所に、ドンってあると、『単に病院帰りに処方箋と薬を交換しに行くだけの場所じゃないんだな』って無意識にわかるじゃないですか」

しかもニュクス薬局の場合、明らかに周囲にある店と違った存在であることは間違いない。通り掛かったひとに「なんでこんなところに薬局が……?」と思わせる、気になる存在でもある。

だからいざ、なにかあったとき、

「病院に行くほどじゃないけど、あそこに行って相談してみるか」

と思ってもらえるのだ。椅子に腰掛けて、「頭痛がつづいているんだけど」「最近、眠れないんだけど」と、頼ることができる。

そういう意味では、「街の個人薬局」というポジションは大きい。いわば大型スーパーではなく、すぐ近所にある商店街の魚屋のような存在、といったら語弊があるだろうか?

「こんな魚釣ったんだけど、食べられる? どうやって食べればいい?」

といった具合に相談できる場なのだ。

ボトルキープ

カウンターにいる中沢さんの背後に、他の店ではあまり見ることのない一風変わったものがある。カウンターのある部屋と、奥にある薬を計数・計量する調剤室とを分けるガラス窓のふちに、ずらりと並ぶ、黒いキャップのボトル。これがうわさの、常連たちがキープしているというキヨーレオピンのボトルだ。

「キヨーレオピン」とは、いわゆる滋養強壮剤。

常連の客は、ボトルを３０００円で購入し、店に置いておく。来るたびに自分のボトルから１回分ずつカプセルに入れて、飲む。キャバクラやホストクラブなど体力勝負でがんばるひとが多い界隈だからこそ、この「ボトルキープ」サービスが大人気なんだそう。

それぞれのボトルに名前が書いてあるさまは、居酒屋やスナックでよく見かける焼酎やウィスキーのボトルキープとまったく同じだ。

常連の客たちは、仕事前にやって来ては、カプセルを栄養ドリンクで流し込む。そして「じゃ、行ってきます！」と夜の街へ繰り出していく。

これだけたくさんのボトルがあるのだから、きっと滋養強壮効果は抜群なのだろう。

しかし、ひとつ疑問がある。それならば、なぜこの薬を職場に置いておいたり、持ち歩いたりしないのだろうか？　そのほうが、仕事の直前に、あるいは自分の好きなときに、服用することができるのではないだろうか？

理由は、おそらく、こうだ。

「この店先で飲むからこそ、効果がある」のだ。

バラ売りコンドーム

夜のお仕事のひとたちが、ニュクス薬局に集まる理由は営業時間だけではない。もうひとつの理由として挙げられるのが、「お酒をよく飲むハードワーカー」に寄り添う独特の「商品ラインナップ」だ。

たとえば、ほかの薬局ではほとんど取り扱っていない、疲労や二日酔いに効くとある漢方薬がある。２錠で３０００円もするにもかかわらず、歌舞伎町内のクチコミでどんどん広まり、問屋が驚くほどよく売れている。実際に深酒した翌日に飲んでみたところ、たしかに効果は抜群だった。

「箱買いしていくお客さんもいますよ」

ほかにも、二日酔いを防ぐ薬や栄養ドリンク剤などもよく売れる。それだけ身体に鞭打ってお酒を飲み、気合いを入れてはたらいているひとが集まっているということなのだろう。

カウンターに置かれたカゴに入れて売られている「バラ売りのコンドーム」も、ニュクス薬局らしい商品ラインナップのひとつ。

「ちょっと1回使いたいだけだから、1箱もいらないんだよね」
「ホテル代を払うとお金がなくなっちゃう、でも避妊はしなきゃ……」
「アイツぜったいゴム買ってないから、わたしが買っておこ」

そんな顧客のニーズに応えた、かゆいところに手が届く商品選定なのだ。
バラ売りすることで気軽に購入でき、きっちりと避妊するひとが増えるのならば、社会的に有意義な商売だといえるだろう。

デリバリー

ここには「深夜薬局」らしいサービスがいくつもある。

たとえば、薬の宅配。

ニュクス薬局にはときどき、「歯痛」に耐えきれないひとから夜中に電話がかかってくる。きっとズンズン響く痛みに脂汗をかきながら、藁にもすがる思いでニュクス薬局の番号を押すのだろう。とても眠れない、朝まで待てない、耐えられない……。

そんな悲痛な声を受けると、中沢さんは解熱鎮痛剤のロキソニンをバイク便で飛ばす。バイク便業者のエリア内にかぎり、ではあるけれど、できるかぎりすぐに届ける。

このサービスは開局して間もないころ、まさに「歯が痛い」と一本の相談の電話がかかってきたときに思いついた。どうにか助けられないだろうかと考えたときに、「バイク便なら、数時間で届けられるのでは?」とひらめいたのだ。

「宅配便やメール便じゃあ、『今夜の痛み』に対応できないじゃないですか」

静まりかえった深夜、激痛に悶えながら、遅々として進まない時計を見ながら朝を待つ……。そんな絶望的な時間を過ごすのであれば、多少お金がかかってでも「いま」薬がほしい。

そんなニーズというか患者心理をよく理解している中沢さん。早速バイク便業者と連携し、配送サービスをスタートさせた。東京23区内であればタクシーの深夜料金程度で送ることができるので、ときどき、活用しているという。

深夜にひとりで痛みやつらさと戦っていると、なぜか日中の何倍も心細くなる。そんなときに、やりとりできる薬剤師がいる安心感、もう少しで楽になれるはずという希望が得られるのならば、心底お金には代えがたいものがある。「深夜薬局」の本領発揮と言っていいだろう。

中沢さんは、合理的でありながら損得勘定抜きだったりする。

「薬を送る」と言っても、じつは、バイク便で送れるのは基本的にロキソニンのような市販薬のみ。医師が処方する薬は、薬剤師がかならず患者と対面して渡さなければならないと法律で決められている。残念ながら、いくら「薬局に行きそびれてしまった」と切実な電話をもらっても、処方箋を持って歌舞伎町まで来てもらわないかぎり、バイク便などでお客さんに薬を届けることはできない。

残る手立てとしては……

薬剤師のほうが、お客さんの家に行く、しかない。

だから中沢さんは、「せめて歌舞伎町内だけでも」と考え、自ら自転車にまたがり、処方薬の配達に向かう。

来客が少ない時間帯にいったん店を閉じ、白衣のまま薬を抱えて自転車で歌舞伎町を疾走し、お客さんのもとを目指す。そして、処方箋に書かれていた薬を渡し、お代を受けとり、また薬局に戻る。薬剤師が対面して薬を渡しているのだから、法律違反ではない。

しかも、薬代に加えて料金は取らない。歌舞伎町は狭い街だからどこから注文されても往復10～15分あれば帰ってこられる。

「わざわざお金を取るほどのことではないですから」

しかし、もし、配達途中にお客さんが来たらどうするのだろうか？　機会損失につながりはしないだろうか。

「ちゃんと張り紙はしますよ。『すぐ戻りますからお待ちください』って」

その余裕の表情に、ここに来るお客さんたちは少しくらい待ってくれるんだという信頼を感じた。また、お客さんたちも中沢さんへの信頼があるから、少しの間なら平気で待ててしまうのかもしれない。

ただ、こうした配達サービスをはじめたのは、中沢さん自身も想定外のことだった。同じく深夜に営業する歌舞伎町の定食屋さん――正真正銘の「深夜食堂」を営むご夫婦の、お父さんのためだったのだ。

「そこの娘さんが、歌舞伎町のゴミ拾いボランティア友だちなんですよ。歌舞伎町生まれ、歌舞伎町育ちで、いまは吉本興業の本社になっているゴールデン街の脇にある小学校に通ってた、筋金入りの地元民で」

その彼女から、お父さんが肝臓を患っていて透析をしていること、医師からたくさんの薬が処方されているけれど、営むお店が深夜営業のためなかなかもらいにいく時間がないことを聞いた。「もし可能なら配達してもらえないか」と頼まれたのだという。

きっとその娘さんも、チェーン展開している薬局が深夜営業していても頼もうとは思えなかっただろう。中沢さんだからこそ、ちょっとお願いしてみようと思えたに違いない。

いまでは電話一本で市販薬の配達を請け負っている。キャバクラの黒服（水商売ではたらくウェイター）から電話で注文を受け、そこではたらく女の子のために目薬や咳止めを自転車で届けに行くこともあるし、近所のラブホテルまで頭痛薬を届けに行ったことも３回ほどあるらしい。

「いわゆるデリバリーヘルスとかのプロじゃなく、一般のお客さんに見えましたね。おそらくですけど……。風俗って感じじゃなかったなあ」

なぜ、そんなところにまで配達に行くのか？

それも「薬剤師としてあたりまえの仕事」だから。

「たしかに、はじめはフロントにどう伝えればいいか悩んだし、部屋をノックするときはちょっと気まずい思いもしました。出てきた女性もバスローブなんか着ているわけでね。でもまあ、2～3回も行けば慣れますよ」

そんな場合でも、やはり中沢さんは商品代のみ受けとり、ニュクス薬局へと帰っていく。

「なぜお金を取らないか？　うーん……そもそも儲けることを優先させていたら、こんなところにこの時間帯で開局しませんからねえ」

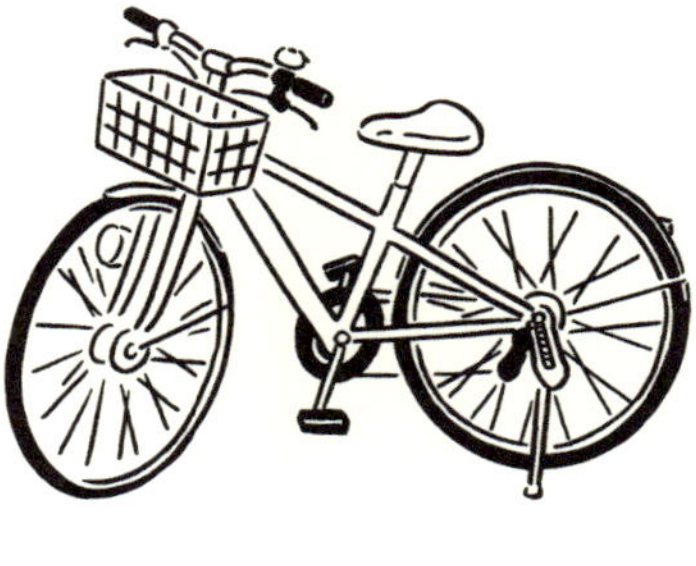

歌舞伎町仲間

中沢さんは、新宿に居を構え、歌舞伎町に勤める、立派な「歌舞伎町の住人」だ。だから、いろいろな仲間もできる。そのつながりが、いっそう街を愛し、お客さんを愛するこころを育んでいくことにもなるのだろう。

あるときは、開局する前に、よく行っていた定食屋で、たまたま一緒になったヤクザと「マトリ」の話をした、という。

「せっかく新宿に住んでるんだし、マトリ、１回くらい経験してみようかな」

なんて話をしたこともあるという。

マトリとは、「麻薬取締官」のこと。

このマトリ、じつはおよそ８割が薬剤師なのだ。国家公務員にあたり、国家試験を受ける必要がある。その受験資格が、薬剤師免許を持っているか、司法試験に合格しているかのどちらかなのだ。

それで、本格的に薬局をオープンさせる前にマトリのキャリアをワンクッションはさんでみようか、と中沢さんが思いつきで言ったところ、そのヤクザは、

「兄ちゃんやめとけよ。マトリなんて陰湿だからさ」

と反対したという。

「お前が言うかって、思いましたけどね（笑）」

また、ニュクス薬局のはす向かいには、おでん屋さんがある。

わずか1坪、カウンターのみの狭い店。ヤクザの組長から一見さんまで、入れ替わり立ち替わりお客さんがやって来ては、食べて飲んで帰っていくこのおでん屋は、開局前から現在にいたるまで、中沢さん行きつけの店だ。

そこでは、元傭兵の仲間ができたという。

「給料をもらって戦場に行く、あの傭兵です。

イラクと、あともう1カ国どこかに行っていたかな。イラクは後方部隊で、もうひとつは前線で。帰国してからはウチの近くにあるラブホテルの支配人をしていました。

そいつ、もともと宅建の資格を持ってたんですよ。まあ、そのラブホテル、火事で燃えちゃったんですけど」

ほかにも、宅配サービスをはじめるきっかけになった、歌舞伎町のゴミ拾いボランティアの友だちなどもいる。ヤクザから、傭兵から、多種多様なひとがいるのが、新宿という街だ。

そういった長年の、あるいはたまたま偶然めぐりあっただけの仲間との付き合いが、いまの中沢さんをつくった、といっても過言ではないだろう。そのような付き合いを通して、街の空気を吸っている。街の空気を十分に吸い込んでいないひとでは、この街で生きるひとに、アドバイスなどできないはずだから。

遠くから投げるボール

「今日はどうしたの？」
「なんか元気ないね」
中沢さんがそう声をかけることで話しはじめるひとも多いという。それまで、自分からは口を開かなかったのに。

とくに、睡眠薬や抗うつ剤といったメンタル系の処方箋を持って薬局にやって来るひとは、不安や悩みを抱えてひとりでじっと耐えてしまうタイプが多い。中沢さんは、そういったサインを見逃さない。相手の仕草や表情をさりげなく、でもよーく見て、どういう気持ちなのか、なにを思っているのか読み取っていくのだ。

マスコミから取材を受けるときも、相手が納得のいっていない顔をしたり、上を見て考え込んだりすると、こちらから言葉を変えて説明を重ねたりするのだという。

お客さんの本音や本心を聴くために、中沢さんは心理学やマインド・リーディングを勉強し、自分なりに応用しているという。

そのひとつが「遠くからボールを投げる」というやり方。

はじめは核心から離れたところから問いかけのボールを投げて、だんだん近づけていく。少しずつ投げるボールを悩みの核心に近づけ、「話してみようかな」と、相手がこころを開くよううながす。

もちろん本人が話したくなさそうであれば深掘りしないけれど、もし、そうでなければ……、こころの底では話したいと思っていて、きっかけを待っているようであれば……ひとりで抱えているものをおろせるようにと、場や空気をつくっていく。

「たとえば、キャバ嬢の子が、処方箋の順番待ちをしながら電話でだれかとケンカしていたとします。内容的に、ホストの彼氏と揉めているんだなとわかった。

でもそういうときも、ダイレクトに『彼氏とケンカしたの?』とは聞かない。

ただ『なんかあった?』って軽く尋ねるくらいにする。そこで、相手が、ボカしたり話したくなさそうだったら、それ以上深掘りしません。

逆に話したそうにしたら……、そのときは、相手が言葉にするのを待ちます」

こうしたスタイルの薬剤師になったのには、ある原体験と言えるできごとがある。中沢さんは以前、病院の近くにある薬局ではたらいていた。そのとき、親御さんが認知症を患っていて、代わりにいつも薬をもらいに来ていた女性がいたそうだ。認知症の薬は完治を目指すものではなく、症状の進行を抑えるもの。毎回同じ薬を同じように出すため、流れ作業になりやすい。当時の中沢さんもまた、例外ではなかった。

けれどある日、いつものように処方箋を持ってきたその女性は、なんだか様子がおかしかった。表情が曇っていて、こころここにあらず。処方箋を渡すとき、目線がすっと横に流れる……。妙に引っかかった。

それまであまり突っ込んだ話をしてこなかった「ただの薬剤師」だったけれど、そのときはそのまま「ではお大事に」とは言えなかった。思わず、

「おつらくなかったですか?」

と尋ねた。すると女性はハッとしたような表情になり、張り詰めた糸がプツンと切

れたように、わっと泣き出した。

「お父さんに、怒鳴り散らされたりして……」

中沢さんは以前より心理学やマインド・リーディングを勉強していたのだが、このやりとりがきっかけでより意識するようになったという。


「目の前のこの人はどんな人だろうか」

と知ろうとする気持ちが、中沢さんは強い。

それは個人的な興味や好奇心ではなく、プロフェッショナルの薬剤師として、目の前のひとの健康を守るための「知りたい」だ。

だから調剤して薬を渡す一連の流れの中でも、患者さんを常に観察している。

「様子はおかしくないか」

「いつもと違うところはないか」

「表情はどうだろうか」


ほんの些細な言葉や行動からでも、なにか相手を理解するヒントを受け止められるのではないか、と。

それに気づくことで、相手が自分のつらさを口にしてくれるかもしれない。

「笑顔になって帰ってほしい」

とつねに思う。そのためにはよく聴かなければならない。だからこそ、お客さんが発する小さなヒントを拾い上げ、読み取ろうとするのだ。


大切なのは、共感だ。

「シンプルに、『仕事大変だよね』とか。性風俗の子だったら、ちょっと冗談めかして『おじさんの相手、いやだよね』とか」

そんなたわいないひと言がきっかけになることがいくつもあった。


ここには、人生の不条理や理不尽、困難や孤独にこころが折れてしまいそうなひとたちが、ギリギリのところでやって来る。

吐き出すことで、たとえ解決はしなくても、少しだけこころは、上を向く。

保険証

「じつは保険証ってね、ボールを投げるヒントになるんです」

と、中沢さんは言う。

「そのひとの情報がざっくりわかるんですよ。知ってました？」


どんな情報がわかるのだろうか？

まずは、保険の種類。「国民健康保険」か「社会保険」か、で仕事の種類がわかる。

また、よく見ると、はたらいている「本人」なのか、「扶養家族」なのかも保険証にはしっかりと書いてある。

「夜の仕事のひとで多いのは、個人事業主が入る『国民健康保険』で、かつ『扶養家族』。20代半ばのひとでこれに該当していたら『夜の仕事かな』とアタリをつけます。会社員だと『社会保険』の『本人』になりますから」

「あとは『保険者番号』の左端の数字ですね。中小企業だと01。06は組合があるところなのでしっかりした大企業が多いとか、いろんな情報が得られます」

そのほかにも、「番号」欄に書かれた数字が「1」だと「創業者」、といったこともわかるそうだ。

中沢さんは、こうした情報を得て話す内容も変えていく。

たとえば23歳で保険者番号の数字が「01」、番号が「1」だと「若くして自分で会社をやっているんだな」とわかる。それで抗うつ剤が処方されていたら「孤独を抱えているのかな、事業が大変なのかな」と考える。

「そのときは、『事業やってると悩ましいこと尽きないよね』って声をかけたりしますね」

たとえば、いつもメンタル系の処方薬をもらいにくる20代のある女の子は、大企業の「06」の「本人」、つまり日中はたらいている一般的な会社員だという。それなのに、いつも深夜にわざわざ歌舞伎町まで薬を取りに来る。

そうすると、中沢さんは、

「残業があってこの時間のほうが都合がいいのか？」それとも、

「夜の仕事を掛け持ちでやっているのか？」と選択肢を考える。そこで、

「仕事、いつもこんな遅い時間になるの？」と軽く尋ねる。


「そうなんです、忙しくて」

と返されたら、激務でメンタルバランスを崩したのかなと考え、

「いや、ちょっとたまたま」

とボカされたら、夜の仕事なのかなと考え、
それに関連する悩みがあるのかもしれない、と推測していく。


そのようにして人物像を探り、ボールを投げていくことが、相手にとってもこころを開くステップになるのだという。

「自分のことを当てられた」

「わかってもらえた」

と思うと、急に距離感が近くなったり、信頼感が増したりするのは、占いと同じだ。

「人間って、みんな『自分のことをわかってもらえてない』って感じているものなんですよね」

だからこそ、「ここに来ればホントの自分をわかってもらえる」と思えたひとは、こころを開き、自分のことを話してくれるようになるのだ。

たったひとり

ニュクス薬局がわたしたちに与えてくれる安心感のひとつとして、まず、シンプルに「いつもそこにいる」という側面がある。

中沢さんは、ニュクス薬局が夜8時にオープンして朝9時にクローズするまでの13時間、たったひとりでカウンターに立ちつづけている。従業員も、アルバイトもいない。

「いつ行っても、中沢さんがいる」のだ。そうなると、

「あ、知らないひとだ。新しいアルバイトさんかな?」

「中沢さん、今日はいないのか……じゃあいいや、帰ろう」

と引き返すことがない。「行こっかな」と思ったら、いつ訪れても、白衣を着た中沢さんが、同じ顔で同じテンションで立っている。

つらいことがあった日も、楽しいことがあった日も。お金がない日も、給料日も。「店長さん」でも「薬剤師さん」でもない、「中沢さん」がそこにいるのだ。

全員の名前を完璧に覚えている、なんてことはない。けれども、一度来たひとであれば、顔を見たら前回どんな話をしたかはだいたい思い出せるという。

「とくに、処方箋を持ってきたひとで、なんとなく心配だなって思ったときとか、ボールを投げて『こういう子かな?』って考えたときとかは、コンピューターで管理している薬歴に、メモを残したりもしているので」

「あそこに行けば、『患者』でも『お客さん』でもない『わたし』をわかってくれているあのひとがいる」

この感覚は、ひとを安心させる。ほっと安心してまた、いつでも戻ってこられる。

とくにニュクス薬局のある歌舞伎町は、上京者の多い街。

「ああ、この間の……」という表情に、どれだけの孤独な若者が支えられているかわからない。

コロナ禍

ニュクス薬局は「夜の街」のひとびとにとって、貴重な存在だ。
もし、なくなってしまったら困る、と切実に願うひとたちがいる。「いま」必要とするひとたちがいる。

２０２０年春、新型コロナウイルスの流行で東京に緊急事態宣言が出された。この前代未聞の事態は、多くのひとの人生に影響を与えた。歌舞伎町の住人たちも例外ではない。いや、一般のひとよりも、その影響は大きかった、と言ってよいのではないだろうか。

だから中沢さんは、緊急事態宣言が出されたときも、一切休まなかった。
まわりの飲食店や性風俗店が軒並み休業していたときも、定休日以外、１日たりとも明かりを消すことはなかった。短縮営業もしなかった。そこにだけは、まるで「コロナ以前」と同じように、白衣を着て、いつものようにカウンターに立っている中沢さんがいた。

そして現に、仕事を失ったひとたちが、次々にニュクス薬局のドアをくぐり、中沢さんのもとにやってきた。

「どうしよう」

「助けて」


コロナ禍において、歌舞伎町に店を構える多くの店舗が休業した……ということは、つまりニュクス薬局に集まる「夜の仕事」に就くひとたちも、一斉に仕事がなくなったということだ。

「キヨーレオピン」を飲む必要も、二日酔いになることもなくなった。そもそも歌舞伎町に出勤しなくなった彼らは、ぱったりと顔を見せなくなった。

加えて当時の首都圏では、風邪程度の体調不良では病院にかからないひとが増えていた。それはつまり、処方箋を持ってくる患者さんもほとんどいなくなったということである。当然、ニュクス薬局の売上も、激減した。

そんな状況でも薬局を閉めなかったのは、なぜだろう。

中沢さんは短い言葉で答えた。

「医療機関ですからね」

単なる「くすり屋」ではなく、医療機関。困っているひとがいる限り、店を開けるのは当然だ、短い言葉の中には、そんな意味合いが込められていた。

「それにウチは、こういうときほど開けておかないと」

ニュクス薬局はたしかに当時、なかば公的な場のようになっていた。

多くの店舗が休業したということは、そこではたらくひとの収入が突然なくなった、ということである。

「仕事がない」「お金がない」と嘆き、「生活ができない」と慌てるひとたちが、たくさんニュクス薬局を訪れた。

各種助成金のもらい方を教えることもあった。昼間の仕事への転職相談を受けたこともある。ときには、生活保護を受けることは恥ずかしいことじゃないと説得し、迷うひとの背中を押したりもした。いざというときでも生活保護に対しては抵抗を示すひとが多い。

「まあ、人目を気にする国民性、あるじゃないですか。それに生活レベルを落とす勇気がないってのもあるでしょう」

でも、そうは言っても目の前の生活が立ちゆかないのだ。だから中沢さんは
「一生、生活保護を受けろと言っているわけじゃないんだから」

「また仕事がはじまるまでの間だけでももらおう」

と、懸命に伝えたという。もはや、薬局という枠を超えた公的機関のような役割を担っていたと言ってもよいだろう。


全人類にとって未曾有のできごと。いつまでつづくかわからない、真っ暗なトンネル。「明日の暮らしがままならない」という大いなる不安を抱えたとき、中沢さんの「助けを求めていいんだよ」というメッセージ、「とりあえず生きよう」というエールに救われたひとは、どれほどいたことだろう。

待ち合わせ

2年ほど前から「ニュクス通い」をしている女性がいる。

はじめめは処方箋を持ってきていたのだが、そのうちに用がなくてもひょっこりやってくるようになった。デリバリー系の性風俗の子だという。仕事場に、お客さんを待っている間の待機所というのがある。その女の子は暇なときに待機所から抜け出して、ニュクス薬局に遊びにくる。処方箋を持ってくるわけでもなく、薬を買っていくわけでもないのだから、「遊びに」と言ってよいだろう。ただ雑談しにくることも多いという。あるときは、

「一緒におすし食べようよ！」

と差し入れを持ってきてくれたこともある。そうするうちに、

「友だちが来るからちょっと待たせてね」

と待ち合わせ場所にも使われるようになったという。

なんのために？　きっと彼女にとって、ニュクス薬局は、仕事や損得勘定をすべて

忘れて落ち着ける、オアシスのような場所だったのだろう。

「まあ、その子に限らずなんですが、なぜかときどき女の子の待ち合わせ場所になるんです、ウチは」

ちなみに、その「ニュクス通い」をしている女性は中沢さんと話がしたくて来るのだろうか？　そう聞くと、中沢さんは

「さあ、どうなんでしょう」

と肩をすくめた。

深刻な悩みを聴いたり、なにか特別な相談を受けるのだろうか。

「そんな、毎回、くそ真面目な話をしてもしょうがないじゃないですか」

「売上にならない？　それはぜんぜん構わないですね」

かかりつけ

ちょっと具合の悪いとき、「病院に行くほどじゃないけど、ちょっと相談してみるか」と気軽に通える「かかりつけ薬局」のような存在。それがニュクス薬局だ。多くのひとびとにとって、とくに夜の街ではたらいているようなひとびとにとっては、なくてはならない貴重な存在だと言える。

しかし、この地域密着でなんでも相談できる「かかりつけ薬局」というのは、じつはもともと特別な存在ではなかったという。

それが本来の薬局の姿であり、最近、国もその方向に戻そうとしているという。

「もともと薬剤師っていうのは、町の科学者みたいな存在でね。ちょっとなにかあったら相談に行く場所って感じだったらしいですよ」

しかし終戦後、ＧＨＱが医薬分業に乗り出し「相談と診察は医者、薬の提供は薬剤師」と役割をきっぱり分けた。

すると、医療機関があらたに開局する際には、そのまわりにいくつもの門前薬局ができるようになった。薬局は「相談できるところ」から「処方箋どおりにただ薬を出すところ」へと変わった。つまり、「地域のかかりつけ薬局」ではなく、「薬を買いにいくときにだけ必要な場所」となってしまったのだ。

しかし、わざわざ病院に行かなくても市販薬だけで解決できる症状はたくさんある。

「風邪薬くらいなら、正直、市販薬も処方薬もほとんど変わりませんからね」

ただし、素人では、それが判断できない。「市販薬で大丈夫なのか?」「どの市販薬が効くのか?」そもそも「医者に行くレベルなのかどうか?」

そこを薬剤師という専門家がフォローする。気軽に相談できる「かかりつけ薬局」があれば、じゅうぶん事足りるのだ。医者に行かないでも済む症状であれば、順番を待ったり具合の悪いひとに混ざって診察を受けたりするよりずっといい。その選択がもっとあたりまえになれば、医療費だって抑えられるだろう。国が、「かかりつけ薬局」のようなものを増やしたい、と考えるのは、そういう事情もある。

そういった意味では、ニュクス薬局は「昔ながらの薬局らしい薬局」だと言える。処方箋の薬も出してもらえるし、市販薬も選んでもらえるし、ちょっとした相談もできるのだ。

中沢さんと会話を交わすことで気も晴れるし、風邪だって早く治るような気がする。

「プラセボ」という言葉がある。

「薬ですよ」と伝えて、なんの薬効もない乳糖を与えると、実際に薬を飲んだときのように身体が回復する。「薬を飲んだ」って考えるだけで元気になれる。この「思い込み効果」のことを「プラセボ」という。

「それくらい、こころと身体はつながっているんです」

と中沢さんは言う。

ニュクス薬局は、「プラセボ効果」のある薬局なのかもしれない。だから、たくさんの常連がいるのだろう。そのためにも、プラセボで元気にするためにも、患者やお客さんと対話することは薬剤師に欠かせない大切な仕事なのだ。

いまは残念ながら、門前薬局は言わずもがな、地域のドラッグストアもあまり「まず相談する場」になっているとは言えない。

薬剤師が常駐しているのだから、

「鼻水が止まらないんです。熱はなくて、でも頭痛は少しあって」

といった相談はできるはず。……しかし、実際はそれがうまくいっておらず、基本的に「たくさんの商品ラインナップから自分で選ぶ場」となっている。

「綾瀬はるかがＣＭに出てるやつかあ。よくわからないけどこれでいいや」

といった具合に……。

しかし、症状と成分が合っていなければ、当然ながらその薬は効かない。いまの自分の症状に、その薬が合っているかどうか、素人ではわからない。ましてや15秒のテレビＣＭを見ただけで、わかるはずがないのだ。

「せっかく薬買ったのに、ぜんぜん効かなかったんだよね。やっぱり病院行ったほうがいい？」

とニュクス薬局に来る患者さんもたまにいる。

確認してみると、案の定、症状と選んだ薬がぜんぜん合っていないことがある。

「同じ市販薬でも、ＡじゃなくてＢなら効くよ」

と伝えると、数日後、

「元気になったよ。次からははじめからニュクス薬局に来て相談するよ！」

なんて言ったりする。

「まあ、そんなふうに、誰もが気軽に相談してもらえるようになれれば、いいですよね」

タメロ

「あ、またクラミジアの薬が出てるね」

「そう、なかなかねー」

「まあ仕事柄、仕方ないからね」


中沢さんの接客法には、少し特徴的なところがある。

言葉遣いだ。


通常、薬局の店員さんは、いや、多くの接客業のひとは、敬語を使う。

それなのに、中沢さんは、基本、タメロ、タメ語を使っている。

そしてお客さんのほうでも多くのひとが、かなりラフな口調で話しかけている。もちろん、多くのお客さんにとって、中沢さんのほうがずいぶん年上なはずなのに……である。

とはいえ、じつは開局当初からこのスタイルだったわけではないようだ。

開局して半年くらい経ったころ、中沢さんはどこか

「街に溶け込みきれない感覚」

を抱いた。お客さんとのあいだに、わずかながら壁を感じた。

もう一歩、近づけない。

いくつか要因を考えた結果、これは、もしかしたら「堅苦しさ」のせいかもしれない、と中沢さんは思った。

ニュクス薬局の客層は若い。白衣を着た男性が敬語でしゃべるだけで、どこか緊張させているのかもしれない、と。

だからといって勤務中、白衣を脱ぐことはできない。だから、言葉のほうで壁を壊してみた。結果は、たぶん大成功だ。

中沢さんのほうから、お客さんとの間の距離感を詰めることで、お客さんのほうもリラックスすることができ、踏み込んだ話もしやすくなったようだ。

そして、中沢さんにとってタメロは、ただ距離感を詰めるだけの道具ではない。

「ここは安全だよ。武装を解いてちょっと休んでいきなよ」

そんなメッセージにほかならない。


中沢さんは決して敬語が使えない、イマドキの人間ではない。問屋などの業界関係者とビジネスの話をするとき、マスコミなどから取材を受けるとき、当然ながら、ふつうに敬語やていねい語を使う。

弱っていない、困りごとを抱えていない相手には、「きちんと」対応する。

しかし、薬局内でひとと接するときは、あえて言葉を崩す。この場で必要とされるためには言葉から変えようという、明確な意識のあらわれなのだと思う。

＊＊＊

この章で紹介してきたキーワードの多くは、ニュクス薬局の特徴であり、武器だ。中沢さんは、気軽に相談できる「かかりつけ薬局」を目指して、椅子を用意して、タメロで話す。お客さんとの間の壁をなくすことで、こころの扉を開こうとする。もちろん、無理にこじ開けるのではなく、胸の奥にひそむ「こころを解き放ちたい」「相談したい」という気持ちを後押ししようとするのだ。

そのために、ひそかに心理学やマインド・リーディングの勉強なども重ねてきた。

一方で、滋養強壮剤のボトルキープやバラ売りコンドームなど、客層にあった品揃えをこころがけ、必要とあれば、宅配もする。

すべては、ニュクス薬局を必要とするひとのために、との思いからだ。

その努力の甲斐もあって、ニュクス薬局は、この街になくてはならない店となった。

女性が待ち合わせに使うというのも、お客さんとの壁がない場所である証拠なのだ。

終章《エピローグ》

ここは、みんなの「止まり木」

これまで、
さまざまな角度から
「深夜薬局」の姿を描いてきた。
それでは最後に、
ニュクス薬局が
ひとびとを惹きつける魅力と
今後の展望について
語っていこう。

病気ではなく、ひとを見る

ニュクス薬局によく来る、夜の街ではたらく肝臓を悪くしがちな男性のお客さんがいた。そのひとに、「お酒を控えましょう」と言うのは簡単なこと。でも相手からしたら、

「じゃあどうやって仕事をすればいいの？」ということになるだけだ。

マニュアルどおりに声をかけても、相手には伝わらない。

「はい」とは言いながら、こころの底では「チッ、うるせえな」となるだけで、右から左に流されておしまいだろう。

では、いったいどうすればいいのだろうか？

「こういうケースはこれって、正解はないです。相手とか状況によっていろんなパターンがあるので。

でも、たとえば定期的な献血を勧めたりしますね。

もちろん健康診断がいちばんですよ。でも、会社で検診を受けられない個人事業主は、１万円とか平気でかかる。大きな出費ですし、『そんな余裕ない』って言われたらそれまででしょ」

たしかに、献血なら血液検査も兼ねられるから定期的に経過を見ることができる。数値が悪いと指摘されれば、そのときすぐに病院に行けばいい。


夜から朝にかけてはたらくひとたちにとって、人間ドックをはじめとした健康診断を受けるのはハードルが高い。

まず、彼ら昼夜逆転しているひとたちが昼間に病院に行くためには、睡眠時間を削る必要がある。若ければなんとかなるのかもしれないが、できれば避けたいことに変わりはない。

その結果どうなるか？　みんな、人間ドックや健康診断を避けていく。そうして、病気の早期発見が難しくなってしまう……。

たしかに逆の立場で考えれば、そうだよなあ、とも納得してしまう。健康診断は、ただでさえ面倒くさい。「今年はいいや」と思ってしまう。

「そう。『健康診断に行きましょう！』と強く言ったところで、彼らは行かないんですよ。『行ったほうがいい』ってことなんか、言われなくても頭の中ではわかってはいるんだから」

だったら、無理に健康診断を勧めたりするよりも、身体に気になることがあったときにすぐ相談できる存在でいたほうが合理的だ、と中沢さんは考える。そんなときのニュクス薬局だ、と。

医療者として、決して正攻法とは言えないかもしれない。けれど、本当に目の前の相手の生活を考えたら、マニュアルどおりの声かけにはならない。「相手を想ったコミュニケーション」とは、こういうことなのだろう。

「薬剤師の仕事って、病気ではなく、あくまでひとを見ることなんです。生活や仕事、人間関係、精神状態……すべてひっくるめた『そのひと』を健康にすることが目的、ですね」

「深夜薬局」と「深夜食堂」

ニュクス薬局は「深夜薬局」だ。

この呼び名は、かの有名な『深夜食堂』のオマージュでもある。

『深夜食堂』は２００６年に『ビッグコミックオリジナル』で連載がスタートし、ドラマ化、映画化などもされた大人気コミックだ。

舞台は深夜０時から朝７時まで営業する「めしや」。店をひとりで切り盛りするマスターは顔に傷がある。メニューはほぼない。来たひとが「赤いウインナー」「２日目のカレー」など、食べたいものを伝えるスタイルだ。

カウンターのみの店内には、それこそヤクザからサラリーマンまで、幅広い客層が集まる。マスターとお客さん、そしてお客さん同士で交わされる人情話に顔がほころんだり、ほろりと涙したりするファンは多い。

この『深夜食堂』をニュクス薬局に重ねているのは、単に営業時間の話だけではない。

人生の休憩所のように、ちょっと道にはぐれたひとたちがやってくる場であること。

ひっそりと存在しているけれども、社会に欠かせない場であること。

マスター（＝中沢さん）が魅力的で、ただ食事を摂る（＝薬をもらう）ためだけでなく、マスターと話したくてみんなが集まってくること。

この場を大切にしている常連がいること。

……ぱっと思いつくだけでも、たくさんの共通点がある。

２０１９年に亡くなった福岡大学准教授の宮野真生子さんは、『深夜食堂』について

「この店がまさに『サードプレイス』であることがわかる」

と、語っている。(宮野真生子『The Conference "Modernity Thinking in Taiwan and Japan: 'Eating' and the Cultural Base［カウンターというつながり――『深夜食堂』から考える］』)

この「サードプレイス」について宮野さんは、

『誰でも受け入れる』場であり、いつ行ってもいいし、いつ帰ってもいい。その自由さは家にも職場にもないものだ。もちろん、そうした自由はコンビニやファストフード店のような没個性ゆえの気楽さではない」

と定義している。

都会は、数えきれないほどの「名も無き人間」に囲まれている場所だ。ドラマやアニメの背景にわらわらと出てくるモブキャラクターのような、無数の顔のないひとたちと生きている。そして、自分も、だれかの「名も顔も無き人間」になっている。

職場や学校といった所属している場所以外で顔や名前のある個人として認識しても

らえる場はなかなかない。いつでもどこでも、「お客さんA」であり「通行人B」でしかない。

ところがニュクス薬局では、「お客さんA」としてさばかれたりしない。行けばいつでも中沢さんがいるし、さらに「ああ、来たんだ」という顔をしてくれる。

中沢さんは、歓迎するとか破顔するとかそういったテンションでは決してないけれど、「ああ、来たんだ、今日はどうしたの」と自然にスッと受け入れてくれる。

そうして自分の存在を認識してもらえることで、「名前と顔のある自分」になれる。まさに、『深夜食堂』のマスターが常連たちにそうしているように。

奮闘するひとの止まり木

『深夜食堂』と「深夜薬局」は通ずるところが多い。

しかし、である。

ニュクス薬局は、
サードプレイスやコミュニティのように、「集い合う場」ではない。
どこかすぐれないところを抱えたひとが、ひとりでやってくる場。
来たときよりも少し元気になって、またがんばりに行く場。
がんばって疲れたら、また安心して帰ってこられる場。

ここは……「止まり木」、ではないだろうか。

ひとりで奮闘しているひとの、休息場。また飛び立つためにちょっと羽根を休ませて、英気を養う場。ひとりではどうしようもなくなったひとや、少しさみしくなったひとが、無意識に、あるいは意識的に「助けて」を言いにやってくる場。
そこに常にいるのが、中沢さんなのだ。
薬剤師の中沢さんは「優しい止まり木」だ。

「どうしたの、今日は？」

「親知らず。抜いたとこ、すっごい痛くて。でも仕事あるし」

「かなり痛む？　鎮痛剤出てるね」

「でも前ここに来たときよりメンタル元気！　彼氏とも仲直りしたし（笑）」

「それはよかった、いまも一緒に住んでるの？」

「そうそう。次浮気したらまじ許さんって念押ししたし。でもさ、ホストなんて付き合うもんじゃないよね～」

なんてことのない雑談だ。

この女性は2年くらい来つづけているという。

その間に付き合った彼氏や仕事のこと、中沢さんはだいたい知っている、という。

来ては飛び立ち、また戻ってくる……、絶対に裏切ることなく中沢さんが聴きつづけたストーリーは、ニュクス薬局の中にしずかに蓄積されている。

お酒があればバーになるわけではないように、薬があれば薬局になるわけではない。中沢さんの存在やキャラクター、距離感、考え方がニュクス薬局をかたちづくっている。きっと、「歌舞伎町にある深夜営業の薬局」という舞台設定だけでは、みんながふと足を向ける場になりはしないだろう。

中沢さんと、ここに集う「ひとり」ずつの関係性。

それこそが、ここを居場所に——優しい止まり木にしているのだ。


子どものころは、誰にでも、そんな場所があったはずだ。

学校の保健室。

家に帰るとなんでも話を聞いてくれたお母さんの腕の中。

親友と泣きながら語り合った放課後の帰り道。


社会に出ると、なかなかそういう場所、そういう相手とめぐり合えない。

会社の上司や同僚では……利害関係がはたらいてなかなか本音では話せない。

恋人同士だと……嫌われてはいけないからと、ついつい遠慮してしまう。

ましてや夜の歌舞伎町で仕事をしているとなると、仕事関係以外では気軽に話せる相手もなかなかいないだろう。

そんなときでも、中沢さんとなら気軽に話し合える。

利害関係がとくに深くあるわけでもない。嫌われたってかまわない。嫌いになったら行かなければいい。話したいときだけ話をして、話したくなければ座っているだけだっていいのだ。

ただ、傷ついた羽根を、傷ついたこころを、癒やせるだけの止まり木が欲しい。

傷ついた羽根を抱えているのは、もちろん歌舞伎町の住人たちだけではない。だからこそ、歌舞伎町には縁もゆかりもない人であっても、「深夜薬局」にこころを惹かれるのではないだろうか？

深夜薬局のこれから

ニュクス薬局に何回も来ている女性たちが、たまたま友だち同士だった、ということもよくある。しゃべっているときに、

「あそこ、めっちゃ親身になってくれるよ」

と紹介したところ、

「えー、わたしも行ってんだけど！」

と返されたんだよね、と笑って報告された。そんな話がいくつもあるという。

常連の女性が、生まれたばかりの赤ちゃんを連れてくることもある。中沢さんは
「はたらいているお店でのお披露目ついでじゃないですかね」
と素っ気なく言うが、よほどこころを開いた相手に対してでなければ、わざわざ赤ちゃんを見せにくることはない。中沢さんは「かわいいわたしの赤ちゃんの顔を見せたい」「喜んでくれるんじゃないかな」と思える相手なのだろう。

また、しばらく顔を見せなかった常連がやって来て、

「歌舞伎町を離れて、昼間はたらいているんだ。今日は新宿で飲んでたの」

と顔を出すこともある。「また来るね」と。

……どのエピソードを聞いても、すっかりこの地域に欠かせない存在になっていることがわかる。もし、この店がなくなってしまったら、この街に与えるダメージは計り知れないだろう。

「ほかにやりたいことができたから、店を閉めます、とはいきなり言えないですよね。ちゃんとだれかに引き継がないと」

ニュクス薬局は、中沢さんの店であって、中沢さんだけの店ではない。街にとって、この薬局を訪れるひとにとって、なくてはならないものになっているという自負はある。ならばこれからも、ずっとニュクス薬局ではたらきつづけるのだろうか。

「いやあ、それはわからないですね。でも、ずっと、未来永劫ってことはないんじゃないですか。このはたらき方、何歳までもつづけられるとも思わないですし」

確かに、昼夜逆転した生活を高齢者になってまでおくらなければいけないというのは、つらいことかもしれない。そのときは、跡継ぎを見つけるのだろうか。現在のニュクス薬局の思いをばっちり受け継いだひとか、それとも……。

「いずれにしても、いい加減なやつが向いてると思いますよ」

自分の想像以上のことが起こったときにも、思い悩まず、パニックを起こさず、

「まあ、そういうこともあるよね」

とさらりと受け入れられるような人間が向いている街だ、という。


自分に自信を持ちすぎず、持たなすぎず……。

基本的に受け身でありながら、積極的に受け身の姿勢をとりつづける。

相手がこころの扉を開きやすいよう、さまざまな工夫を凝らしながら、決して押し付けず、待ちつづける。

大きな度量でひとを受け入れつつ、違法なことなどには、きっぱりとダメ、と言う。

そんなひとが理想なのだろう。しかし、そんなひと……。

中沢さんのほかに、いるのだろうか？

＊＊＊

「ニュクス薬局」には、今日も、幾人ものひとが訪れることだろう。
うれしかったこと、悲しかったこと、不安、迷い、怒り……、さまざまな「思い」を抱えながら。

その「思い」を聴くために、
今日も　たったひとりの薬剤師は
いつものように、その場所に立っている。

おわりに

本書が企画されたのは、まだ新型コロナウイルスが世のひとびとに知られるずっと前のこと。まさかこれほどまでの事態が起ころうとは、誰も予想だにしていなかったころのことである。

この前代未聞の事態は、多くのひとびとの運命を変えることにもなった。しかし、本文にもあるとおり、そんな中でも中沢さんは、ひっそりとした夜の街で、いつもと同じように薬局を開け、途方に暮れるひとたちの心の支えとなっていった。

「『患者』とは『心を串ざしにされている者』のことで、『看護』とは、『手と目をつかって護る』ことだ」としばしば言われる。

その言葉どおり、中沢さんのもとを訪れるのは、身体に不調があるひとだけではない。こころにも不調を抱えているひとが多い。とくにコロナ禍では、たくさんのひとのこころと生活のケアをしてきた。目と耳を使い、ときには遠くからボールを投げつつ、救いの手を差し伸べてきたのだ。

このような特殊な時代背景の中、そこで奮闘する「深夜薬局」の姿を描くことができたのは、まさに天恵といえるかもしれない。「深夜薬局」の意義、そして医療機関のあるべき姿や必要性が、これほど浮き彫りとなった時代は、いまだかつてなかったからだ。

そうした中、つたない筆力ではあるが、ここまで「深夜薬局＝ニュクス薬局」と薬剤師の中沢さん、そしてそこにつどうひとびととのエピソードなどについて、自分なりにいろいろな角度から触れてきた。

縁あって本書を手に取り読んでいただいた読者の方に、少しでも「深夜薬局」の魅力が伝わったなら、そしてそれが、今後の生きる糧とでもなれば、まさに幸甚である。

末筆ながら、素敵なイラストを描いてくださったあべたみおさま、装丁の渡邊民人さまと清水真理子さま、そして、ニュクス薬局の中沢宏昭さまに、こころから感謝申し上げます。

多くのひとにとって忘れられない年となった２０２０年記す

参考文献：サン＝テグジュペリ著 堀口大學訳『夜間飛行』新潮文庫
安倍夜郎『深夜食堂（1）』小学館

著　者
福田智弘（ふくだ・ともひろ）
1965年埼玉県生まれ。東京都立大学卒。歴史、文学関連を中心に執筆活動を行っている。おもな著書に『ビジネスに使える「文学の言葉」』（ダイヤモンド社）、『世界が驚いたニッポンの芸術 浮世絵の謎』（実業之日本社）、『よくわかる！江戸時代の暮らし』（辰巳出版）などがある。

深夜薬局

歌舞伎町26時、いつもの薬剤師がここにいます

2021年2月18日　　初版第1刷発行

著　者　福田智弘
発行者　神宮字 真
発行所　株式会社 小学館集英社プロダクション
東京都千代田区神田神保町2-30 昭和ビル
編　集　03-3515-6823
販　売　03-3515-6901
https://books.shopro.co.jp

印刷・製本　大日本印刷株式会社

デザイン　渡邊民人、清水真理子（タイプフェイス）
イラスト　あべたみお
本文組版　朝日メディアインターナショナル株式会社
校　正　株式会社聚珍社
取材協力　中沢宏昭
編　集　木川禄大

　ISBN978-4-7968-7817-3